ESSAI

SUR

LA DIGITALE

ET

SON MODE D'ACTION

PAR

LE Dr A.-C. LEGROUX
INTERNE DES HOPITAUX ET HOSPICES CIVILS DE PARIS,
MEMBRE DE LA SOCIÉTÉ ANATOMIQUE.

PARIS
ADRIEN DELAHAYE, LIBRAIRE-EDITEUR
PLACE DE L'ÉCOLE-DE-MÉDECINE.

1867

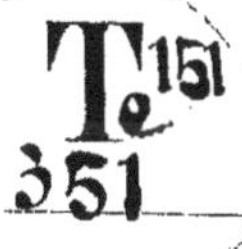

ESSAI
SUR LA DIGITALE
ET
SON MODE D'ACTION

A. Parent, imprimeur de la Faculté de Médecine, rue Mr-le-Prince, 31.

ESSAI

SUR

LA DIGITALE

ET

SON MODE D'ACTION

PAR

LE Dr A.-C. LEGROUX

INTERNE DES HOPITAUX ET HOSPICES CIVILS DE PARIS,
MEMBRE DE LA SOCIÉTÉ ANATOMIQUE.

PARIS
ADRIEN DELAHAYE, LIBRAIRE-EDITEUR
PLACE DE L'ÉCOLE-DE-MÉDECINE.

1867

ESSAI

SUR

LA DIGITALE

ET

SON MODE D'ACTION

A quelle époque a-t-on commencé à faire usage de la digitale?

Plusieurs auteurs prétendent que cette plante n'est autre chose que le *baccharis* des anciens, dont Hippocrate (1) se servait dans les affections utérines et dont Dioscoride (2) a fait un grand éloge. Mes recherches dans ces deux auteurs m'ont persuadé que cette assertion est erronée; et, en parcourant le traité des poisons de Maimonide (3), écrit vers 1199 ou 1200, je n'ai pu retrouver rien qui ait rapport à la digitale.

Ce n'est que vers 1721 qu'on la trouve citée dans la pharmacopée de Londres. Elle est rayée dans

(1) Hippocrate, édition Littré, t. VIII, p. 365, § 182, et t. VII, p. 321 et 343.

(2) Dioscoride, cap. 51, lib. III.

(3) Maimonide, *Traité des poisons*, XIIe siècle, traduit par M. Rabbinowicz; Paris, 1865.

l'édition de 1746 et admise de nouveau dans celle de 1788.

La pharmacopée d'Édimbourg l'adopte en 1744, l'exclut de 1756 à 1774, et la mentionne de nouveau en 1783.

Fuschius, en 1535, en avait donné le premier une description précise et s'en était servi dans les maladies de poitrine.

Withering, en 1773, fait des essais cliniques nombreux et la prescrit en 1775 à l'hôpital de Birmingham.

Il communique les résultats de ses expériences à la Société de médecine d'Édimbourg en 1779. Nous aurons occasion de revenir dans le cours de ce travail sur les résultats importants auxquels il était arrivé.

A partir de cette époque, les études sur la digitale se multiplient, et dès le commencement de ce siècle, on possédait déjà des notions assez précises sur ses caractères botaniques et ses propriétés.

Puis Leroyer, de Genève, dans ses analyses sur la digitale, avait reconnu un principe actif qu'il appela digitaline, principe que MM. Homolle et Quévenne obtinrent les premiers à l'état de pureté, vers 1840, et cette découverte vint apporter plus de précision dans l'étude des propriétés de la plante et de ses applications.

BOTANIQUE ET CHIMIE.

Mon intention n'est pas de m'étendre sur les caractères botaniques de la digitale. Cette plante est assez connue pour que je n'aie pas besoin d'entrer dans beaucoup de détails sur ses caractères.

La digitale (*digitalis*) est une plante herbacée de la famille des scrofulariacées, et fait partie de la deuxième tribu : les scrofulariées.

Le genre *digitalis* renferme plusieurs variétés dont les deux principales sont la *digitalis purpurea* et la *digitalis lutea*. Les autres variétés paraissent être des hybrides de ces deux principales (Mérat et Delens).

La *digitalis lutea*, digitale jaune, est reconnue par beaucoup d'auteurs comme étant moins active que la *digitalis purpurea*, aussi ne nous occuperons-nous que de cette dernière.

Caractères génériques. — La digitale pourprée (gant de Notre-Dame, nom vulgaire) présente les caractères génériques suivants :

Calice persistant, à cinq divisions profondes et inégales ; corolle en cloche, irrégulière, évasée, très-ouverte, à limbe oblique, offrant quatre ou cinq lobes inégaux; quatre étamines didynames; style terminé par un stigmate bifide; capsule ovoïde acuminée souvent en deux valves; semences nombreuses, petites, oblongues, sous-anguleuses.

Caractères spécifiques. — La digitale pourprée est herbacée et bisannuelle ; sa tige est simple, anguleuse, velue, un peu rougeâtre, haute de 1 mètre environ, et porte des feuilles alternes, oblongues, aiguës, très-grandes vers la racine et diminuant de longueur à mesure qu'elles se rapprochent du sommet, tantôt larges, tantôt plus étroites, ayant au maximum 12 centimètres de largeur sur 25 centimètres de longueur non compris le pétiole.

Le limbe est régulièrement et grossièrement denté et crénelé et souvent un peu ondulé sur les bords ; les dents sont arrondies. La face supérieure est verte dans les feuilles adultes, blanchâtre et un peu argentée dans les feuilles plus jeunes ; toujours douce au toucher, recouverte de poils courts, transparents. La face inférieure est blanchâtre ; toutes les nervures y sont fortement marquées en relief ; les poils y sont très-abondants.

Les fleurs sont disposées en longs épis ou grappes simples. Ces fleurs sont purpurines et présentent à l'intérieur des taches blanches en forme d'yeux ; elles sont nombreuses et pendantes du même côté de l'épi. La forme générale de la corolle est celle d'un doigt de gant, forme d'où la plante a tiré son nom.

La famille des scrofulariacées est extrêmement voisine des solanacées ; on peut même dire qu'elles ne sont que des solanacées devenues irrégulières par suite de l'avortement d'une étamine. Il arrive quelquefois que dans certaines scrofulariacées comme la digitale, la cinquième étamine (celle qui avorte le plus souvent) venant à se développer, la corolle reprend la forme régulière et le type des solanacées. (A. Richard, 9e édition, rev. p. Martins, 1864.)

Analyse chimique.

Destouches, Leroyer de Genève, Dulong d'Astaford, Bidault de Villiers, ont fait et publié des analyses de la digitale, mais ils n'étaient pas arrivés au degré de précision auquel sont parvenus MM. Homolle et Quévenne, P. Morin, Kosmann, etc.

D'après MM. Homolle et Quévenne (1), les principes existants dans la digitale sont les suivants :

1° Digitaline.
2° Digitalose.
3° Digitalin.
4° Digitalide.
} Principes classés dans les substances neutres.

5° Acide digitalique.
6° Acide antirrhinique.
7° Acide digitoléique.
8° Acide tannique.
9° Amidon.
10° Sucre.
11° Pectine.
12° Matière azotée albuminoïde.
13° Matière colorante rouge orangée cristalisable.
14° Chlorophylle.
15° Huile volatile.
16° Le ligneux qui forme la trame de la plante.

(1) In *Archives de physiologie* de M. Bouchardat, n° 1, janvier 1854

M. Wrightson (1) a trouvé dans la digitale 10,89 pour 100 de cendres.

100 grammes de cendres ont fourni les substances suivantes :

Acide carbonique	13,15
Charbon et sable	10,94
Silice	9,58
Chlore	4,09
Oxyde ferrique	1,46
Chaux	11,82
Magnésie	4,90
Potasse	32,64
Soude	6,39
Acide phosphorique	2,39
Acide sulfurique	2,84
	100,20

MM. Homolle et Quévenne paraissent y avoir trouvé une quantité de cendres un peu plus considérable, et pour eux elles renfermeraient une petite quantité de manganèse.

La potasse que contenaient ces cendres venait peut-être du nitrate renfermé dans la plante qui, isolé et cristallisé, avait été pris par quelques chimistes pour de la digitaline.

Nous allons donner brièvement les caractères physiques et chimiques des principes les plus importants contenus dans la digitale, tels que les indiquent MM. Homolle et Quévenne.

Digitalose. — Bel aspect blanc cristallin; micacé

(1) *Revue scientifique*, 2e série, tome VII, page 80; 1845.

comme de la cholestérine ou aiguillé, fusible à 200°; soluble à 66° dans l'acide sulfurique en lui donnant une simple teinte jaune-paille, tandis que avec le même acide un peu dilué elle forme une solution rose. Elle est neutre, insipide, insoluble dans l'eau, soluble dans l'éther et l'alcool.

Digitalin. — Découvert en même temps par Kosmann et par MM. Homolle et Quévenne. Matière neutre, farineuse, blanche, offrant des indices de cristallisation au microscope, insoluble dans l'éther, soluble dans l'alcool; insipide ou du moins un peu âcre, abandonnant à l'eau une matière transparente dans laquelle réside surtout cette légère âcreté; caractérisée par sa forme pulvérulente blanche et la propriété de sa solution alcoolique d'être précipitée par la potasse caustique.

Berzélius prétend que le digitalin n'est autre chose que de la salicine.

Digitalide. — Aspect d'une gomme blonde en écailles, soluble dans l'eau et l'alcool faible, très-peu dans celui à 90° et au-dessus, insoluble dans l'éther; saveur d'abord douceâtre, puis arrière-goût âcre : propriétés électro-négatives un peu plus prononcées que les précédentes. Elle n'est peut-être que la partie du digitalin soluble dans l'eau, mais colorée par quelque matière étrangère.

La digitalide comme le digitalin est précipitée de sa dissolution alcoolique par la potasse caustique.

Acide digitalique (P. Morin). — Blanc cristallisable; saveur acide; odeur *sui generis*, pouvant devenir suffocante par l'effet de la chaleur; soluble dans l'eau, dans l'alcool et un peu dans l'éther; remarquable par la facilité avec laquelle il se décompose à l'air en se colorant en brun. La lumière, la chaleur, les alcalis favorisent cette décomposition.

Acide antirrhinique (P. Morin), s'obtient par la distillation des feuilles de digitale. Incolore, d'apparence huileuse, saveur désagréable, odeur rappelant la digitale fraîche; pouvant occasionner de la céphalalgie et des étourdissements quand on le respire à plusieurs reprises; volatil.

Digitoléine, matière découverte par Kosmann, ayant l'aspect d'une huile verte, âcre, amère, aromatique, très-soluble dans l'alcool et dans l'éther.

C'est probablement une combinaison de glycérine et d'acide digitoléique.

Acide digitoléique (Kosmann), acide gras fixe analogue à l'acide oléique, d'une saveur et odeur rances.

Les autres substances, acide tannique, sucre, amidon, pectine, matière albuminoïde, matière colorante orangée, chlorophyle et ligneux, s'y rencontrent au même titre que dans d'autres végétaux.

Arrêtons-nous maintenant plus longuement sur le principe le plus actif de la plante, sur la *digitaline*.

Leroyer, de Genève, dans ses analyses avait reconnu la présence de cette substance à laquelle il donna le nom de digitaline, mais il n'avait pu l'extraire isolément; Dulong d'Astaford et plusieurs autres chimistes n'avaient pas été plus heureux. En 1840, par des procédés dont la description nous entraînerait trop loin, MM. Homolle et Quévenne isolèrent la digitaline à l'état de pureté, et publièrent un mémoire qui fut couronné à la Société de pharmacie en 1844.

MM. Homolle et Quévenne, après avoir examiné la question de préexistence des produits obtenus par les analyses, arrivent à cette conclusion, que la digitaline préexiste réellement dans la plante et qu'elle n'est nullement le produit d'altérations survenues pendant les manipulations.

Caractères physiques et chimiques de la digitaline.

La digitaline se présente sous la forme d'une poudre blanche ou jaune pâle, amorphe, qu'on n'a pu encore obtenir à l'état de cristaux, se décomposant à 200°, inodore, mais provoquant de violents éternuments quand on l'agite sans précautions, d'une saveur excessivement amère, se développant lentement à cause de sa faible solubilité dans l'eau. Quand on mélange une solution de digitaline avec du noir animal, cette amertume disparaît. Dans ce cas, la digitaline est simplement absorbée par ce corps, car en le reprenant et le traitant par l'alcool on retrouve la digitaline intacte. Elle est insoluble ou à peine soluble dans l'eau. J'ai pu cependant dissoudre facilement dans l'eau distillée à froid une certaine quantité de digitaline (0,10 digitaline dans 10 gr. d'eau). Cette solution quand on l'agite, se transforme totalement en une masse mousseuse analogue à du blanc d'œuf battu, mousse qui persiste un très-long temps avant de se réduire en liquide.

Je n'ai pas trouvé ce caractère indiqué dans les auteurs, ainsi que cette facile solubilité. Je le signale en passant. Il existe toutefois une digitaline dite allemande, préparée par M. Merck, de Darmstadt, que quelques chimistes considèrent comme plus pure, et qui se dissout facilement dans l'eau (1). La solution aqueuse de digitaline s'altère en vieillissant, et fermente en perdant une grande partie de son amertume.

La digitaline est soluble dans l'alcool, en toute proportion, faible ou concentré, à froid comme à chaud.

L'éther pur n'en dissout que des traces. La glycérine en dissout de petites quantités. L'esprit de bois la dissout très-bien. Les huiles grasses, les essences, la benzine ou le sulfure de carbone n'en dissolvent aucune trace.

Le chloroforme dissout la digitaline pure avec facilité, complétement et pour ainsi dire en toute

(1) Lefort, *Etudes chimiques et toxicologiques sur la digitaline*. Académie de médecine, 1864.

J'ai appris depuis l'impression de ce travail que la digitaline dont j'ai fait usage était précisément de la digitaline de Merck.

proportion. Ce caractère est pour MM. Homolle et Quévenne, la pierre de touche, si je puis m'exprimer ainsi, du degré de pureté de la digitaline. Les acides dissolvent cette substance sans pourtant s'y combiner.

L'acide chlorhydrique concentré dissout la digitaline en prenant une coloration d'abord jaune puis verte. Ce phénomène fut considéré comme une réaction caractéristique de la digitaline. Cependant M. Tardieu (1) constate que ce caractère est très-infidèle, car plus la digitaline est impure, plus cette coloration est intense.

L'acide sulfurique concentré la dissout en prenant une teinte d'abord brune, puis cramoisie. Si l'on ajoute une petite quantité d'eau, la coloration se change en une belle teinte verte. L'acide nitrique la décompose avec dégagement de vapeurs rutilantes. L'acide acétique la dissout sans se colorer.

Sa dissolution dans un acide réduit après ébullition la solution cupro-potassique. D'après Kosmann, elle se dédouble par l'action des acides en une ma tière résineuse (digitalrétine) et en glucose.

L'acétate de plomb, le sous-acétate de plomb, le nitrate d'argent, le nitrate mercureux, l'acétate de cuivre, ne précipitent pas la solution aqueuse de digitaline, mais le tan ninla trouble puis forme un précipité floconneux abondant.

Le suc gastrique filtré dissout la digitaline. Le chyme en contact avec une solution de digitaline

(1) M. Tardieu, *Étude médico-légale et clinique sur l'empoisonnement*, p. 653; Paris, 1867.

lui fait perdre son amertume presque autant que le noir animal, mais sans la décomposer.

L'iodure de potassium ioduré, réactif que M. le professeur Bouchardat emploie dans la recherche des alcalis végétaux, produit dans la solution de digitaline un trouble prononcé, mais à la condition que le réactif soit concentré (iode, 10; iodure de potassium, 20; eau, 120).

M. Grandeau indique comme réaction particulière à la digitaline la coloration violet intense qui se manifeste lorsque l'on expose cette substance humectée d'un peu d'acide sulfurique aux vapeurs de brome. M. le professeur Tardieu, par suite de nombreuses expériences, considère ce caractère comme absolument incertain.

Nature de la digitaline. — La digitaline est un composé ternaire, ne contenant pas d'azote, et parfaitement neutre au papier réactif. M. le professeur Wurtz, dans sa Chimie organique, la décrit dans un chapitre consacré à des corps neutres, non classés, se rapprochant des alcools polyatomiques ou des dérivés. Sa formule chimique est indiquée par M. Wurtz comme pouvant être $C^{54}H^{44}O^{30}$, mais d'après Walz elle serait $C^{8}H^{18}O^{8}$.

La digitaline est encore incomplétement connue au point de vue chimique. Sa cherté jusqu'à présent excessive, la difficulté de l'avoir à l'état de pureté en grande quantité, sont des obstacles à son étude. Cependant beaucoup de chimistes la considèrent aujourd'hui comme un glycoside (Walz, Kosmann).

Matière médicale, modes d'administration et doses.

La digitale a d'abord été employée à l'état frais, et toutes les parties de la plante furent successivement mises à contribution. Bientôt on abandonna l'usage des racines, des tiges ou des fleurs, et l'on se restreignit à l'emploi des feuilles et des graines. Withering employa la poudre de feuilles sèches, aujourd'hui les feuilles et les graines sont les seules parties usitées.

Les semences, qui sont très-employées en Chine, sont, au dire de Büchner (1), plus actives que les feuilles, et renferment une plus grande quantité de digitaline. Elles ont en outre l'avantage de très-bien se conserver d'une année à l'autre; mais elles sont très-petites, et leur récolte est assez difficile.

Plus récemment, M. Brossard, de Rouen, proposa (2) de substituer les semences aux feuilles, d'abord parce qu'elles sont plus actives, puis parce qu'elles ont une composition plus constante que les feuilles : 1 gramme de semence pilée contenant 1 milligramme de digitaline. M. le professeur Bouchardat, appréciant le travail de M. Brossard, reconnaît qu'il serait préférable de se servir de la semence, mais cette mesure devrait être générale.

Les feuilles de la digitale sont très-variables quant à leurs propriétés actives, suivant la contrée

(1) Büchner, *Journal de pharmacie et de chimie*, tome XXI, page 432; 1852.

(2) *Bulletin de thérapeutique*, 1857; page 457.

et le lieu où on les a récoltées, suivant que la plante est cultivée ou sauvage, suivant l'époque de la cueille, suivant qu'elles sont adultes ou jeunes, radicales ou autres, suivant même les années. Il est de précepte de cueillir les feuilles radicales de la plante, avant la floraison de la seconde année.

Cependant Reveil, dans son formulaire des médicaments nouveaux, insiste sur l'opportunité de ne cueillir que les feuilles de la tige au moment où la plante est en fleur. Ces feuilles, dit-il, sont d'une action moins infidèle que les radicales. D'après le nouveau Codex, les feuilles doivent être récoltées un peu avant la floraison.

Les feuilles de digitale s'altèrent rapidement, aussi doit-on, aussitôt après la cueille, les dessécher et les enfermer dans des flacons bien bouchés et tenus à l'abri de la lumière.

Sans entrer dans de longs détails sur les diverses manières dont les premiers observateurs ont employé ces deux parties : feuilles et semences, nous parlerons des préparations dont on se sert habituellement aujourd'hui : infusions, poudre, extraits aqueux, alcooliques, sirops, teintures alcoolique et éthérée, alcoolature.

De toutes ces préparations, les plus fidèles, à cause de leur simplicité même, sont l'infusion et la poudre, à la condition qu'elles soient récemment préparées.

L'infusion au bout de peu de temps se décompose et prend une odeur nauséabonde. La poudre en vieillissant perd une grande partie de son activité.

Pour obtenir une poudre de bonne qualité, il faut pulvériser les feuilles bien sèches et s'arrêter lorsque les deux tiers auront été réduits.

Le sirop de digitale est une préparation utile, mais il faut qu'elle soit dosée avec grand soin. Le Codex prescrit de le préparer d'après les proportions suivantes : Teinture, 25 grammes, sirop de sucre, 1,000 grammes. 20 grammes représentent 0,50 centigrammes de teinture ou 0,033 d'extrait alcoolique.

Le sirop de M. Labelonye est d'un dosage sûr et d'un emploi commode. Il est préparé avec l'extrait hydro-alcoolique obtenu dans le vide, 1 gramme, et sirop de sucre, 1125. Chaque 30 grammes correspond à 25 milligrammes d'extrait équivalant à peu près à 10 centigrammes de poudre de digitale et à 89 centigrammes de teinture alcoolique au 8e.

La teinture alcoolique : feuilles sèches de digitale pulvérisées, 100; macérées dans alcool à 60°, q. s.

La teinture éthérée (poudre, 100; éther alcoolisée, à 76 p. 100, 500) est un médicament infidèle, l'éther ne dissolvant pas la digitaline. Cette préparation est peu usitée et devrait, au dire de MM. Homolle et Quévenne, être rejetée de la pharmacopée. On la retrouve cependant dans le nouveau Codex.

Les extraits de la plante sont obtenus par l'eau ou l'alcool qui dissolvent les principes actifs de la poudre et sont évaporés ensuite par la chaleur. MM. Homolle et Quevenne pensent que ces extraits sont des préparations infidèles par suite des altérations que la chaleur a pu produire dans les principes actifs.

On prépare un extrait par évaporation dans le vide, extrait hydro-alcoolique, et qui paraît être plus constant dans sa composition et ses propriétés.

L'alcoolature se prépare avec feuilles récentes, 1,000 gr., et alcool à 90°, 1,000 gr. (codex). Peu usitée.

Enfin on fait une conserve de digitale : feuilles fraîches, 100 gr.; sucre, 120 grammes (Foy).

Les cigarettes se préparent avec des feuilles sèches, et chacune doit contenir 1 gram. de feuilles divisées.

Dans un tableau par lequel on saisira mieux les quantités relatives de chaque préparation, nous allons résumer les doses auxquelles on doit prescrire les diverses préparations de digitale :

	Pour adultes.	pour enfants.
Poudre de digitale sèche.	0,05 à 0,60 gr.	0,01 à 0,10
— en infusion.......	0,10 à 1,5. 10 et 15 gr.	0,01, 0,10. 1 à 2
Sirop.........................	20 30 50 gr.	10 à 20
Teinture alcoolique.......	1, à 15 gr.	1 à 5
— éthérée...........	(inusitée.)	
Extrait aqueux............	0,10 à 0,40 gr.	0,05 à 0,10
— alcoolique..........	0,05 à 0,30 gr.	0,01 à 0,05
— éthéré..............	(inusité.)	
Alcoolature.......	(inusitée.)	
Conserve....................	0,50 à 2 gr.	0,10 à 1

Nous donnons également un tableau tiré du mémoire de MM. Homolle et Quévenne qui indique les équivalents thérapeutiques des préparations employées :

Tableau des équivalents thérapeutiques (1).

1 milligramme de digitaline est représenté par :

Poudre de digitale qualité ordinaire..		0,10 centigr.
— qualité supérieure		0,07 à 8 centigr.
Teinture alcoolique du Codex..........	(18 gouttes)	0,53 centigr.
— éthérique du Codex..........	(30 gouttes)	0,80 centigr.
Extrait acqueux......................		0,045 milligr.
— alcoolique......................		0,050 milligr.
— éthérique......................		0,012 milligr.

Ces diverses préparations officinales sont employées en pilules, en potions ou en infusion.

On leur associe souvent d'autres substances dans le but d'augmenter leur action diurétique, comme la scille, ou pour mieux agir sur les éléments morbides complexes, comme dans quelques formules magistrales employées contre la migraine, la dysménorrhée, les fièvres intermittentes, l'épilepsie, etc.

A l'extérieur, on emploie la digitale en frictions, lotions, fomentations, pommades, cataplasmes, et par la méthode endermique.

La teinture alcoolique ou la poudre, l'infusion sont les préparations usitées dans ces cas.

Digitaline. — Les diverses préparations de digitale sont forcément variables dans leur action, et la digitaline étant la seule substance active au point de vue thérapeutique, il serait à désirer que son emploi se généralisât. MM. Homolle et Qué-

(1) Homolle et Quévenne. Ouvrage cité ; page 342.

venne (1) ont d'ailleurs démontré avec assez de preuves que la thérapeutique n'avait rien à perdre à cette substitution. Malheureusement cette substance est jusqu'à présent d'un prix élevé; elle n'est préparée à l'état de grande pureté que par un très-petit nombre de chimistes ou pharmaciens; et lorsqu'un médecin prescrit la digitaline, il est exposé à faire usage d'un produit falsifié ou impur (2), dont les résultats par conséquent seront nuisibles, nuls ou incertains, et il jugera défavorablement ce médicament. C'est ce qui est arrivé au moment de l'apparition de la digitaline dans la matière médicale, et beaucoup de médecins ont alors renoncé, au moins quant à présent, à se servir de ce produit.

La digitaline pure est cent fois plus active que la digitale.

Les préparations en usage actuellement et sur lesquelles on peut compter, sont les granules de digitaline et le sirop préparés par MM. Homolle et Quévenne.

Au moyen d'une manipulation ingénieuse, ces chimistes sont arrivés à doser d'une manière sûre le

(1) Homolle et Quévenne. Ouvrage cité.

Homolle, *Expérimentations physiologiques sur quelques préparations de digitale* (*Actes de la Société médicale des hôpitaux*, 6e fascicule, page 32).

(2) Les recherches récentes de MM. Grandeau et Lefort ont démontré que la digitaline du commerce était très-variable dans sa composition, ses propriétés chimiques et physiques et probablement ses effets physiologiques. Dans beaucoup de pharmacies on ne possède encore que de la digitaline, dite noire ou ancienne, digitaline dont on ne peut mesurer les effets.

médicament. Chaque granule renferme 1 milligramme de digitaline.

Et cependant beaucoup de médecins se plaignent de l'irrégularité d'action des granules : le sirop ou la dissolution dans l'eau alcoolisée me paraît encore la forme préférable. Le sirop contient pour 20 grammes, 1 milligramme de principe actif.

La dose de digitaline par laquelle on doit débuter est de 1 milligramme, puis on augmente peu à peu la dose jusqu'à 2, 3, 4, 5 et même 6, 7 et 8 milligrammes. Ces dernières doses sont rarement supportées sans accidents. Aussi ne devra-t-on pousser aussi loin qu'avec la plus grande circonspection. Il faut suspendre le médicament aussitôt que l'on voit survenir des nausées ou quelque autre signe d'intolérance.

Dans le cours d'une médication par la digitaline, il est bon, surtout au début, de suspendre le médicament pendant un, deux jours, trois jours même, puis de le reprendre après, pour éviter les effets toxiques que pourrait produire l'accumulation des doses et l'accumulation d'action. Cette accumulation du médicament peut s'expliquer par l'influence exercée par le chyme sur la digitaline, comme nous l'avons vu plus haut (page 15).

Il est plus difficile d'associer la digitaline à d'autres médicaments, parce que nous sommes encore incertains sur leurs actions réciproques, et dans le cas où on voudrait associer l'action de la digitaline à celle d'un autre médicament, il serait préférable de se servir de l'extrait hydro-alcoolique préparé dans le vide ou de la teinture alcoolique.

La digitaline, par suite de son action excitante sur la peau, ne doit pas être administrée par la méthode endermique. Il en est de même des injections sous-cutanées, qui sont très-irritantes (1).

Incompatibilités. — Quelques substances, telles que les sels de plomb, d'argent, de fer, précipitant l'infusion de digitale, paraissent devoir être incompatibles. Cependant, dans certains cas où j'ai vu donner la digitale avec quelques-unes de ces substances, l'action de la digitale s'est manifestement produite.

Il n'en est pas de même des alcalis, et de l'ammoniaque en particulier, de l'iodure de potassium ioduré, du tannin et par suite du quinquina, du ratanhia, qui précipitent ou décomposent soit l'infusion de digitale, soit même la digitaline.

Intolérance. — On rencontre quelquefois des organismes très-impressionnables par la digitale ou la digitaline (2). Plusieurs exemples en sont cités par Vassal, M. Bouchardat (3). Souvent cette intolérance tient à la forme du médicament qui est employée. La poudre, en effet, se tolère plus difficilement que le sirop ou que la teinture alcoolique. De même la digitale est moins bien tolérée que la digi-

(1) Jousset. *Des injections sous-cutanées*. Th. de Paris, 1865.

(2) Voyez Vassal, *Dissertation inaugurale* (obs XVIII, page 39 ; et obs. XVI, page 79).

(3) Bouchardat, *Annuaire de thérap.*, 1850, page 118.

taline : cela s'explique en ce que la digitale contient, avec la digitaline, d'autres principes qui, sans avoir les influences thérapeutiques que l'on recherche, ont une action toxique vomitive (matière nauséabonde, verdâtre, formée probablement d'acide digitoléique) (1).

Cependant en débutant par des doses faibles de digitale ou de digitaline, en les augmentant peu à peu et les suspendant par intervalle, il est rare qu'on ne puisse faire supporter le médicament. Il existe pourtant des idiosyncrasies qui ne permettent pas l'emploi de la digitale.

Tolérance et accoutumance. — Nous ne croyons pas qu'il puisse s'établir une tolérance de la digitale. Le plus souvent on voit des sujets prendre pendant assez longtemps de la digitale sans accidents, et tout à coup, brusquement, présenter des phénomènes toxiques graves. D'autres fois, les phénomènes se montrent très-vite et après de petites doses. C'est ce qui arrive lorsqu'on prescrit la digitale vers la fin des maladies graves, quand les forces des malades sont épuisées ; il faut avoir soin alors de donner de faibles doses. On ne peut pas d'ailleurs comparer la tolérance étudiée spécialement à l'occasion des antimoniaux, par l'école Rasorienne, à cette espèce de résistance plus ou moins longue de l'organisme à l'action de la digitale. Ce médicament doit être rangé dans cette classe de

(1) Homolle, *Lecture à la Société des hôpitaux* (*Bulletin de la Société*, 6e fascicule, 1864, page 41 et suivantes.

(2) Homolle et Quévenne. Ouvrage cité ; page 204.

poisons à laquelle on ne s'habitue pas, et cela d'après les règles tracées par M. le professeur Bouchardat.

L'habitude ou accoutumance semble donc impossible pour cette substance qui entrave les phénomènes essentiels de la vie, circulation, chaleur, et le médecin ne doit pas s'endormir dans une trompeuse sécurité, parce qu'il verra un sujet supporter des doses assez fortes de digitale ou de digitaline pendant un assez long temps, car l'heure d'un danger peut être sur le point de sonner.

Il faut dire qu'en général, lorsque les accidents surviennent, il est rare qu'ils prennent une gravité mortelle lorsque l'on n'a administré la digitale qu'à dose médicamenteuse.

Existe-t-il un contre-poison de la digitale et de la digitaline? Non, quant à présent.

Devant des accidents produits par cette substance, nous ne pouvons avoir recours qu'aux excitants généraux; quelquefois un peu de kirch, de rhum, purs ou étendus d'eau, suffisent pour faire disparaître les nausées : la glace, le jus d'orange, l'eau de Seltz, une potion éthérée, sont utiles lorsque l'action va jusqu'à l'effet éméto-cathartique.

ACTION PHYSIOLOGIQUE DE LA DIGITALE.

De 1535 à 1770, la digitale fut employée empiriquement et à titre d'éméto-cathartique ; puis, en 1775, d'après les expériences et les observations de Withering, ses propriétés hydragogues furent mieux connues, en même temps qu'on commença à étudier son action sur la circulation. Cullen, un des premiers, constate que la digitale ralentit la circulation. Mosmann explique cette action en lui attribuant le pouvoir de diminuer l'irritabilité musculaire du cœur et des artères, sans nuire à la force du système. Kinglake, Crawfort et Macdonald, Sanders, Boildon, Clutterbruch, vinrent ensuite et étudièrent l'influence de la digitale sur le cœur; mais ils n'arrivèrent pas tous aux mêmes conclusions : la digitale, d'après les uns, ralentissait la circulation, et, d'après les autres, l'accélérait. Bientôt on observa mieux son action sur la sécrétion urinaire, sur les systèmes nerveux et digestif. Elle prit rang alors parmi les diurétiques les plus puissants, exerçant simultanément une action sédative sur la circulation.

Jusqu'alors on n'avait qu'une idée encore confuse sur la digitale, et on n'avait pu établir, d'après des expériences précises et fondées sur des données physiologiques exactes, le mode d'action de la digitale. Mais, à partir du moment où la digitaline fut connue et extraite à l'état de pureté, et qu'il fut démontré que la digitaline possédait en propre et en entier les propriétés actives et utiles de la digitale, les expériences se multiplièrent, les observations cliniques furent faites avec plus de soin; plusieurs travaux importants furent publiés, et on put être à peu près fixé sur l'influence exercée par la digitale et la digitaline sur les systèmes circulatoire, nerveux, digestif, génito-urinaire. Cependant encore quelques contradictions se firent jour, et les théories par lesquelles on explique l'action de cette substance sont encore loin d'être satisfaisantes. Il est donc besoin de nouvelles expériences pour que l'on ait définitivement une connaissance exacte du mode d'action de la digitale et, par suite, de ses indications ou contre-indications thérapeutiques.

Nous allons passer successivement en revue les phénomènes que l'absorption de la digitale ou la digitaline, à faible ou à haute dose, peut produire dans l'organisme sain; nous examinerons ensuite rapidement l'influence que cette substance exerce sur les fonctions des systèmes digestif, génital, respiratoires, nerveux, des organes des sens, etc., influence quelquefois mal déterminée, ou que le thérapeutiste serait heureux souvent d'éviter; puis nous insisterons sur les phénomènes que la digitale produit sur la circulation, la température et la fonction urinaire; nous chercherons à expliquer théoriquement cette action et à tirer de là les conclusions thérapeutiques qui seront développées dans la troisième partie de ce travail.

Action sur l'appareil digestif. — La digitale agit

sur l'ensemble de l'appareil digestif, mais de diverses manières, suivant que la digitale ou la digitaline ont été employées à faible ou à forte dose, et suivant le mode d'introduction du médicament.

Depuis longtemps, on avait remarqué qu'elle agissait sur l'appareil digestif à la façon d'un émétocathartique, et l'on savait très-bien que les premiers phénomènes de l'intolérance étaient les nausées, les vomissements et quelquefois la diarrhée. Ces propriétés avaient été utilisées, dans certains cas, au point de vue thérapeutique. Les autopsies avaient démontré que la digitale, surtout en poudre, produisait une irritation de la muqueuse gastrique, accompagnée de rougeur et quelquefois même d'ulcération. Naturellement on vit dans cette cette action locale l'origine des troubles fonctionnels qui se manifestaient. Mais, depuis les recherches de MM. Homolle et Quévenne, d'après les expériences faites sur lui-même par le premier de ces observateurs (1), il paraît démontré : 1° que la digitale, plus que la digitaline, est capable de produire ces phénomènes; 2° que l'action locale irritante n'explique pas seule les troubles fonctionnels; car lorsque la digitaline est introduite, soit directement dans le sang par les veines, soit par absorption cutanée, les mêmes phénomènes se produisent presque avec la même intensité. Le système nerveux est probablement d'abord influencé, et c'est consécutivement

(1) Homolle, lecture à la Société des hôpitaux, 1864.

que les troubles digestifs fonctionnels se manifestent.

D'après M. Homolle, la puissance émétо cathartique de la digitale réside au maximum dans le principe nauséabond de la digitale, qui agit probablement par l'acide digitoléique.

Lorsque la digitale est donnée à dose thérapeutique, on observe quelquefois seulement un peu de pesanteur épigastrique, d'autres fois une véritable douleur.

Cette sensation est quelquefois accompagnée de sécheresse de la bouche, ou dans d'autres cas d'une salivation plus ou moins prononcée (Hufeland, Sandras, MM. Bouley et Reynal, Lœderich). Cette action sur les glandes salivaires est loin d'être constante, et le plus souvent est consécutive aux effets de l'intoxication. Il se produit une saveur amère, désagréable, qui fait que les malades refusent de prendre de nouvelles doses du médicament. Il y a aussi inappétence et absence de soif.

Si le médicament est donné à dose forte, ou si son action s'est lentement accumulée, on observe des nausées pénibles, puis des vomissements de matière glaireuse, quelquefois verdâtre, vomissements incoercibles qui ne surviennent pas au moment même de l'ingestion de la digitale, mais plus souvent sept ou huit heures après. La digitaline à haute dose amène le vomissement plus tôt.

Les fonctions intestinales sont elles-mêmes influencées, et l'on observe le plus souvent de la constipation (Lœderich, Stadion de Prague). A haute dose il y a quelquefois une diarrhée séreuse abondante, dont la nature est analogue à celle des vomissements et qui précède la constipation.

Sur les annexes du tube digestif la digitale ne paraît pas avoir une action très-manifeste. Quelques-uns ont pensé que la sécrétion de la bile était augmentée. Lœderich, d'après ses recherches, n'a jamais constaté d'action directe ni même consécutive sur le foie.

Système absorbant, lymphatique. — Mongiardini, Drake, ont écrit que la digitale augmentait la circulation de la lymphe et des humeurs. Cette assertion, entachée d'anciennes idées physiologiques, n'est nullement démontrée. Dans l'état actuel de nos connaissances, nous ne pouvons dire si la digitale exerce une action quelconque sur le système lymphatique. Cependant, M. Vulpian en 1856, dans des expériences sur la grenouille, constata (1) que les cœurs lymphatiques n'étaient nullement influencés ni dans la régularité ni dans la force de leurs battements, alors même que le cœur sanguin avait cessé de battre sous l'influence de la digitaline.

On voit donc que jusqu'à présent cette action n'est pas encore bien élucidée.

Action sur la respiration. — MM. Bouley et Reynal ont noté dans leurs expériences sur les chevaux

(1) Comptes-rendus de la Société de biologie, page 81, 1856.

qu'à dose rapidement toxique la respiration s'accélerait et diminuait plus tard et qu'à dose atténuée, la respiration se ralentissait. MM. Lafond et Dupuis sont arrivés à des résultats analogues. M. le professeur Bouillaud, dans ses nombreuses observations, n'a jamais constaté de ralentissement ou d'accélération de la respiration, ainsi que Paul Durozzier.

Il est probable que, dans les expériences, si la respiration subit quelques changements, c'est consécutivement à ceux survenus dans la circulation à laquelle elle est liée si intimement.

D'après divers observateurs, la digitaline favoriserait l'exhalation pulmonaire et la secrétion des mucosités dans les maladies des poumons. C'est encore un fait à vérifier.

Action sur le système nerveux. — A dose toxique, la digitaline a une action stupéfiante qui se traduit par un état comateux, la stupeur, l'insensibilité générale, la titubation dans la marche, un affaiblissement musculaire qui va en augmentant jusqu'à la paralysie (MM. Bouley et Reynal). On observe en outre, chez l'homme, une céphalalgie atroce, insupportable, des vertiges, des douleurs vives le long de la colonne vertébrale (M. le professeur Tardieu). A l'autopsie, on constate une congestion plus ou moins intense des méninges.

A dose plus faible ou médicamenteuse, les centres nerveux paraissent être à peine influencés; un peu de pesanteur de tête, quelques étourdissements, des bourdonnements d'oreille, de l'insomnie et des bâillements sont seulement observés, surtout au moment où l'intolérance commence à se manifester.

La digitale produisant ses effets primitifs sur les appareils de nutrition, n'ébranle que faiblement les appareils de relation (M. le professeur Bouchardat). Aussi ne voit-on survenir aucun changement appréciable dans la sensibilité et la motilité si la dose est faible; mais, si la digitaline a agi à dose toxique, il se produit une faiblesse musculaire considérable, une prostration très-grande des forces, à tel point que l'émission de la voix devient même difficile. Dans certains cas, on observe des fourmillements dans les muscles des membres et du tronc, qui sont agités de contractions fibrillaires (M. Faure).

Ici, comme nous l'avons vu et le verrons ailleurs, il y a deux actions manifestes de la digitale : à haute dose elle produit une excitation très-vive, bientôt suivie d'une période ultime de prostration, de paralysie : à faible dose, point d'action : si elle existe c'est plutôt une action régulatrice comme on l'a observé fréquemment dans les observations cliniques.

Appareil oculaire, vision. — Lorsque la digitale est donnée à dose thérapeutique, elle ne produit aucun phénomène sensible. Mais, lorsque l'économie commence à manifester l'intolérance, on voit survenir divers troubles. La pupille se dilate (Stannius, M. Hervieux), la vue devient trouble; on éprouve des illusions d'optique, des obnubilations de la vue. Si la dose est toxique, la cécité peut être complète; les yeux sont alors injectés et saillants, la pupille est dilatée et immobile.

D'après MM. Quévenne et Homolle (1), ce serait, de tous les principes actifs de la digitale, l'acide digitoléique dont l'action sur la vue serait la plus active.

Cependant la digitaline, lorsqu'elle est administrée à trop forte dose, produit aussi les mêmes troubles que la digitale.

Si on applique sur la conjonctive oculaire un peu de digitaline, comme l'ont fait MM. Homolle et Quévenne, on observe une irritation locale plus ou moins intense, la vue devient trouble, et si on fixe la flamme d'une bougie, elle semble entourée d'un cercle irisé. Le critallin paraît avoir alors un certain degré d'opalinité.

Appareil génital. — La digitale exerce, au dire de plusieurs observateurs, une action manifeste sur les organes génitaux de l'homme (Brugmans, Corvisart, Laroche, M. Bouchardat). Sous son influence, on verrait les organes génitaux perdre leur tension, devenir flasques et incapables d'érection; la sécrétion du sperme cesserait pendant un temps assez long (Corvisart); il y aurait, en un mot, diminution de l'afflux du sang. Sandras dit n'avoir jamais observé ces phénomènes.

Cependant j'ai vu, chez un jeune homme fort et robuste, qui prenait des granules de digitaline, à la dose de 1, 2, 3 par jour, pour une hypertrophie du cœur, les organes génitaux subir l'influence de la digitale, en ce sens que les désirs vénériens

(1) *Archives de médecine*, 1861. juillet page 5,

étaient très-atténués et que l'érection était plus lente à s'établir.

La digitale, en petite dose, aurait donc une action hyposthénisante, comme l'a observé Brugmans. Cette action, toutefois, aurait besoin d'être de nouveau étudiée avec soin, car elle n'est pas encore absolument établie.

La digitale agit aussi sur l'utérus. D'après Dickinson, sous son influence, le système musculaire utérin serait excité, et il se produit des contractions utérines.

Piédagnel(1) avait fait la même remarque. M. Delpech, d'après des essais tentés dans ce but, a presque toujours vu la digitale influencer la contractilité utérine et amener des contractions nettes, séparées par des intervalles réguliers, avoir enfin une action en tout analogue à celle du seigle ergoté. Cette propriété a même été utilisée, dans certains cas, pour provoquer des avortements, comme le relate M. le professeur Tardieu dans son *Traité des empoisonnements*.

Action sur la peau. — Comme action locale, la digitale et surtout la digitaline, ont une action irritante assez prononcée. Dans les expériences rapportées par MM. Homolle et Quévenne, on voit que la digitaline produit sur la peau une sensation d'engourdissement et que les frictions avec une solution de digitaline sont irritantes. Si l'épiderme est enlevé

(1) Piédagnel, *Journal des Connaissances médico-chirurgicales*, p. 255, 1840.

et qu'un peu de poudre de digitaline soit appliquée à la surface du derme, il survient une cuisson vive et bientôt un certain degré d'inflammation.

Outre son action de contact sur la peau, la digitale, prise à l'intérieur, réagit aussi sur la fonction sudorale. Sanders admet l'augmentation de la sueur, et, dans certains cas, il a observé une moiteur gluante de la peau. Donnée à petite dose, la digitale vivifie, pour ainsi dire, les surfaces ulcérées, saignantes, blafardes : c'est du moins ce que prétend le même auteur. Cette excitation de la peau aurait même été poussée assez loin pour permettre à Jæger Schmits de constater la présence d'éruptions épiphénoménales, de plaques érythémateuses (*Bull. de thérap.*, 1851, t. XLI, p. 262).

L'action de la digitale sur les glandes sudorales est mise en doute par Sandras et Lœderich : aussi sommes-nous loin encore d'être fixés sur l'existence ou la non-existence de cette action.

Action de la digitale et de la digitaline sur la circulation. — La diligitale, ou son principe le plus actif la digitaline, exerce sur la circulation une influence manifeste ; mais, lorsqu'on veut préciser dans quel sens cette influence opère, et qu'on recherche l'opinion des auteurs, on est étonné des contradictions sans nombre qu'ils renferment. Ces contradictions, appuyées la plupart sur des expériences, jetteraient dans le plus grand embarras, si on les acceptait sans critique.

C'est ainsi que les uns, et ce sont les plus nombreux, considèrent la digitale comme ralentissant et régularisant la circulation, que les autres, en plus petit nombre, voient dans la digitale un agent accélérateur.

I. Withering, un des premiers avec Cullen, avait remarqué que le pouls devenait plus lent, plus dur; Beddoës avait également constaté le ralentissement, et de plus il avait, d'une manière approximative, observé, au moyen du sphygmomètre, que la digitale augmentait constamment la force du pouls. Mosmann, Kinglade, Crawfort et Macdonald, Clutterbruck, Schwilgué, Vassal, Bidault de Villiers, Wittfield étaient également partisans du ralentissement du pouls. Pour la plupart ils pensaient que tout en ralentissant le cœur, la digitale ne lui faisait perdre aucunement de sa force d'inspulsion.

Rasori et son école ont vu dans la digitale un sédatif puissant du système sanguin, en même temps qu'un perturbateur ; de là son action contro-stimulante.

Sandras l'a considérée comme ayant deux actions, suivant qu'on l'employait à petite dose ou à haute dose. A faible dose, il avait observé un peu d'accélération, mais à dose un peu plus élevée, il constatait le ralentissement, puis enfin à dose plus forte l'accélération avec irrégularité.

M. le professeur Bouillaud la considère comme un narcotique du cœur, et pour lui de tous les sédatifs il n'en est pas de plus direct, de plus spécifique que la digitale.

II. D'autre part, nous voyons Sanders, Joërg et

Hutchinson, qui déclarent que l'effet de la digitale est d'accélérer les battements cardiaques. Le premier s'appuyait sur un chiffre considérable d'expériences, et son opinion a besoin d'être étudiée avec attention. Sanders avait observé dans l'accélération du pouls deux périodes : une première, caractérisée pas une accélération subite, mais de courte durée, suivant immédiatement l'administration du médicament; puis une seconde, caractérisée par une diminution du nombre des pulsations, qui néanmoins était encore supérieur au chiffre normal. Sanders ayant expérimenté sur lui-même avait vu son pouls s'élever de 60 à 90 pulsations en six jours, alors qu'il prenait matin et soir de la teinture de digitale, élevant progressivement la dose de 30 à 50 gouttes. De plus, d'après ses nombreuses observations cliniques, il avait constaté qu'invariablement le pouls devenait plus fréquent; mais souvent il avait vu un ralentissement consécutif qu'il attribuait aux phénomènes inflammatoires que provoquait la digitale; car, disait-il, la digitale peut produire une véritable fièvre inflammatoire puis une faiblesse consécutive qui épuisait l'irritabilité du cœur.

Sanders ne nie donc pas que la digitale ralentisse la circulation, mais il ne voit là qu'un effet consécutif à l'irritation produite.

Joërg classe également la digitale parmi les excitants directs et primitifs, n'ayant d'action sédative que secondairement. Hutchinson partage cette manière de voir et s'appuie sur trois expériences faites sur lui-même, où il employa des doses considérables de digitale, ainsi que sur ses observations cliniques.

Cherchons donc à éclaircir cette question et à préciser les phénomènes qui se passent dans la circulation chez l'homme ou les animaux qui ont absorbé de la digitale.

Et d'abord disons de suite que la digitale ou la digitaline exerce une action toute différente et même contraire, suivant qu'elle est administrée à faible dose, à dose thérapeutique lentement croissante, ou bien à dose forte rapidement toxique. C'est déjà un point qui nous permettra de comprendre comment des observateurs ont pu attribuer à la digitale une action accélératrice et perturbatrice, tandis que les autres constatent qu'elle produit le ralentissement. Puis, comme l'ont très-bien remarqué MM. Homolle et Quévenne, les interprétations données par les auteurs dépendaient souvent d'idées préconçues, de données physiologiques fautives, ou d'expériences mal faites. Dans une discussion très-judicieuse, mais qu'il serait trop long de rapporter ici, ces deux auteurs démontrent que les contradictions sur l'action accélératrice ou ralentissante n'étaient qu'apparentes.

Voici ce qui résulte des expériences les plus récentes et les plus dignes de créance :

I. *A haute dose :* — D'après les expériences de M. le professeur Bouchardat, et Sandras, MM. Bouley et Reynal, Bonjean, Vulpian, Kœlliker et Pelikan, Dybkowsky et Pelikan, Faure, M. le professeur Tardieu, etc., il résulte bien clairement que, à haute dose : 1° la digitaline est un poison violent, 2° que son action n'est pas la même, quant à l'énergie, sur les diverses espèces d'animaux, 3° que la mort survient par suite de perturbation nerveuse et circulatoire.

Les observations faites sur l'homme dans des cas d'empoisonnement résultant d'une erreur ou d'un crime, sont toutes en rapport avec les résultats des expérimentations.

Examinons en détail les divers phénomènes qui se passent du côté du cœur.

Peu de temps après l'introduction du poison, temps qui varie suivant l'espèce animale, la dose et le mode d'introduction, on voit le cœur battre irrégulièrement; le nombre de ses contractions augmenter; si l'on ausculte, on perçoit un frémissement vibratoire et un tintement métallique, remplacé plus tard par un bruit de souffle plus ou moins marqué, à mesure que l'intoxication se prononce (Bouley et Reynal, expériences sur les chevaux). Le cœur bientôt présente des intermittences, puis enfin cesse de battre. Chez les grenouilles, qui sont très-impressionnables à l'action de la digitaline, quoi qu'en dise M. Stannius, on peut facilement mettre le cœur à nu et observer la forme des contractions du ventricule. On voit alors, huit à dix minutes après l'introduction du poison, le ventricule se contracter irrégulièrement; celui-ci semble résister à l'effort impulsif des oreillettes; quand il se contracte, il présente à la surface des irrégularités, des bosselures rouges, qui sont le résultat de contractions incomplètes ou partielles, par suite desquelles une petite quantité de sang reste accumulée contre les parois. Peu à peu le ventricule cesse de battre, alors même que les oreillettes se contractent encore. On observe souvent alors une seule contraction ventriculaire pour deux, trois ou quatre contractions auriculaires; enfin le ventricule s'arrête, les oreillettes continuent à battre pendant quelque temps et s'arrêtent à leur tour. Ce dernier effet est produit en l'espace de quinze à trente minutes.

M. Vulpian, qui a fait ces précédentes observations avec la rigueur scientifique qui caractérise tous ses travaux, signale que, d'emblée, le cœur se ralentit en même temps que ses contractions deviennent irrégulières; qu'il n'y a pas d'accélération préalable.

Cependant, dans une expérience que j'ai faite, conjointement avec mon ami, le Dr Ch. Legros, nous avons manifestement vu une accélération se produire presque immédiatement après l'injection sous la peau de 1 centigramme de digitaline de Merck dissoute dans 1 gramme d'eau. Le cœur, mis à nu, battait fréquemment, brusquement; puis, au bout de quelques minutes, il s'est ralenti, et nous avons observé tous les phénomènes relatés par M. Vulpian. On peut attribuer cette accélération au fait de l'ouverture du thorax et de l'exposition à nu du cœur.

Le ventricule, quand il s'arrête, est manifestement en contraction tétanique; mais cette contracture cesse au bout d'un certain temps et est remplacée par un état de flaccidité de l'organe. J'ai pu par moi-même très-bien constater ce phénomène dans plusieurs expériences, et entre autres dans la suivante :

Expérience. Sur deux grenouilles fortes et de même taille, nous enlevons rapidement le cœur; l'un est placé dans une capsule contenant de l'eau distillée à la température ambiante, 13°; l'autre est placé en même temps dans une seconde capsule contenant 1 centigramme de digitaline dissoute dans 1 gramme d'eau distillée.

Le premier cœur continue à battre régulièrement.

Le second, au contraire, après trois ou quatre contractions inégales, précipitées, violentes, s'arrête en prenant une forme triangulaire; les parois en sont contracturées, rigides. Puis, à de rares intervalles, on voit encore se produire quelques contractions; enfin le cœur semble s'arrêter complétement. Pendant ce temps, le cœur, placé dans l'eau pure continue à battre régulièrement, quoique plus lentement. Alors je place le cœur empoisonné dans l'eau distillée et l'autre, à son tour, dans la digitaline. Aussitôt ce dernier se contracture visiblement et s'arrête après trois ou quatre contractions.

Le premier, au contraire, qui était contracturé, et chez lequel les excitations mécaniques réveillaient fort peu les contractions, me parut recouvrer une certaine irritabilité; il se contracta deux ou trois fois, sollicité par une pression exercée avec une pointe de crayon à la base du cœur; puis le ventricule cessa d'être contracturé et resta flasque et sans nouvelles contractions *proprio motu*.

MM. Chauveau et Marey, dans quelques expériences encore inédites faites sur des chevaux soumis à l'influence de la digitaline à haute dose, ont recueilli des tracés cardiographiques au moyen de la sonde ventriculaire.

Je dois à l'obligeance de M. Marey la communication des résultats qu'ils ont obtenus. Leur tracé démontre d'une manière évidente, qu'au début de l'empoisonnement, la contraction augmente de force et de fréquence, la tension cardiaque est très-forte, puis l'irrégularité se prononce de plus en plus, en même temps que l'animal est pris d'une agitation vive. Le pouls, étant pris au moyen du sphygmographe, accusait également une augmentation d'énergie et de tension, puis une irrégularité de plus en plus grande.

Ces expériences, comme me l'a fait remarquer très-bien M. Marey, ne sont ni assez nombreuses ni assez précises pour qu'on puisse en tirer des conclusions rigoureuses. Mais le fait brut n'en existe pas moins, et il semble démontrer que, à haute dose, la digitaline, loin de paralyser immédiatement le cœur, augmente son énergie, en même temps qu'il y a augmentation de la tension dans tout le système circulatoire. A mesure que l'action toxique s'accomplit, on voit alors des phénomènes désordonnés se montrer, et qui sont plutôt de nature sthénique qu'asthénique.

Quand une fois le cœur est arrêté, on remarque que l'irritabilité mécanique ou électrique du cœur est considérablement diminuée et même quelquefois abolie, bien plus que lorsque la mort a été causée par d'autres poisons (Stannius).

Il est difficile de préciser, lorsque l'on agit à forte dose, dans quelle proportion le nombre des battements est augmenté puis diminué car, dans les expériences, cela dépend et des doses, du degré d'impressionnabilité de l'animal et de son espèce. Aussi ne nous arrêtons-nous pas à citer des chiffres qui d'ailleurs ne présenteraient qu'un intérêt secondaire.

Voilà donc un premier fait très-bien établi : la digitaline *à haute dose* agit sur le cœur en accélérant ses mouvements, les rendant forts, puis irréguliers, inégaux ; phénomènes bientôt suivis d'un arrêt complet en contraction, à laquelle succède au bout d'un temps variable le relâchement. Elle paraît donc être un agent tétanisant du cœur.

A doses faibles thérapeutiques, lentement croissantes. C'est plutôt par l'observation sur l'homme sain ou malade que par des expériences sur les animaux qu'on peut se rendre compte facilement de l'action de la digitale à faible dose ; cependant les expériences sur les animaux étant venues contrôler les observations faites sur l'homme, elles méritent d'être prises en considération.

A *très-faible dose*, on observe quelquefois comme effet primitif une accélération passagère (Sanders Joërg, Hutchinson, Bidault de Villiers, Sandras). Cette accélération primitive est d'ailleurs un fait exceptionnel (Homolle et Quévenne, 3 fois sur 18) qui paraît être dépendante non de l'action directe de la digitaline, mais plutôt de l'impressionnabilité du sujet.

Le plus souvent, peu de temps après l'administration de la digitale, de 8 à 24 heures, on observe un ralentissement du pouls, ralentissement qui va de deux à cinq ou dix pulsations, suivant la dose et l'aptitude de l'individu.

Souvent aussi on n'observe, les premiers jours, aucun changement appréciable ; ce n'est qu'après plusieurs jours que l'on a fait usage du médicament que le pouls commence à baisser, mais alors il le fait rapidement et dans une proportion assez considérable. Si l'on a fait usage de digitaline, le pouls est influencé plus tôt.

Il arrive souvent que le pouls continue à diminuer de fréquence pendant deux ou trois jours après la cessation du médicament. (Homolle et Quévenne.)

Si les doses de digitale ou digitaline ont été administrées assez longtemps, de manière qu'il y ait accumulation d'action, ou bien encore si la dose primitive était trop forte, le pouls devient d'abord lent, puis irrégulier, intermittent ; c'est à ce moment, en général, que se remarquent les premiers phénomènes d'intoxication.

Insistons un instant sur les caractères du pouls.

Nombre. — Selon les doses et l'impressionnabilité du sujet, le nombre des pulsations est plus ou moins diminué, c'est ainsi que, comme ralentissements exceptionnels, on a vu le pouls tomber à 40, 38, 30, 20, et 17 pulsations. En général le pouls ne tombe pas au-dessous de 40, abaissement déjà considérable, et se maintient ordinairement dans les chiffres de 50 à 55.

Selon MM. Homolle et Quévenne le chiffre moyen de l'abaissement a été de 4,70, 6,60, et 9,33.

Forme du pouls. —Déjà les premiers observateurs avaient noté avec soin que le pouls ne perdait ni de sa force, ni de son ampleur (Cullen, Schwigué, Beddoes, Mosmam, Kinglake, Hutchinson, Sanders, Bidault de Villiers); ce phénomène fut confirmé dans beaucoup d'observations par MM. Homolle et Quévenne, Beau, Lecerf, et quantité d'autres auteurs. Un plus petit nombre nota la faiblesse et la petitesse du pouls; cette contradiction s'explique par la dose employée et l'état du sujet.

Voyons maintenant les résultats donnés par le sphygmographe.

Dans beaucoup d'observations prises avec soin par M. le docteur Siredey, médecin des hôpitaux, chez des malades traités par la digitale, quelle qu'ait été d'ailleurs la forme du tracé avant l'administration du médicament, on voit au bout de peu de jours le pouls présenter des caractères qui se rapprochent presque toujours du type suivant :

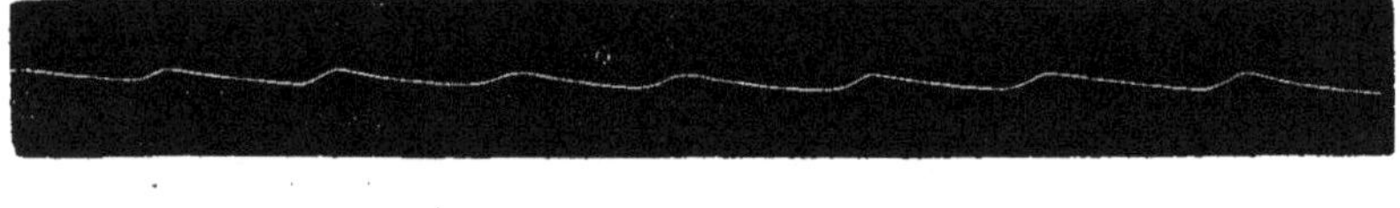

Dans ce tracé, la ligne d'ascension devient courte et oblique, le sommet s'arrondit et la ligne de descente s'allonge beaucoup, en même temps qu'elle oblique davantage. Cela indique une tension artérielle forte. (1)

Il ne faudrait pas retirer de ces faits une conclusion définitive, d'autant plus que, dans l'interprétation de ces tracés sphygmographiques, il faut tenir compte d'un très-grand nombre d'éléments; mais, en acceptant le fait tel qu'il se présente, il semble que le tracé du pouls, pris après quelques jours de l'emploi de la digitale, exprime une augmentation de tension dans tout l'arbre artériel. Nous verrons plus loin quel parti on pourrait tirer de cette observation.

En résumé, à faible dose, il est acquis que le pouls diminue de fréquence dans des proportions variables, suivant les doses et la durée du traitement, l'état du sujet, et qu'en même temps il recouvre un certain degré de plénitude, de dureté et de résistance.

Action de la digitale sur la température. — Schwilgué avait déjà remarqué que la digitale produisait un abaissement dans la calorification générale. Mais ce n'est que depuis les belles recherches de Traube, de MM. Bouley et Reynal, de Wunderlich, etc., qu'on a étudié d'une manière plus précise l'influence que la digitale exerce sur la température.

Il est constant que la digitaline à haute dose produit le plus souvent une élévation primitive de

(1) Je dois à l'obligeance de M. Siredey, la communication de ces observations, et je le prie d'accepter ici mes remercîments.

la température, suivie d'un abaissement plus ou moins considérable, abaissement qui survient au moment où la circulation s'entrave de plus en plus.

Mais, à faible dose, et lorsque la digitale a été continuée pendant plusieurs jours, on remarque un abaissement notable de la température, qui peut varier de quelques dixièmes à un, deux ou trois degrés, suivant l'état du sujet en observation. MM. Demarquay et Lecointe, Hirtz, Coblentz, Lœderich, Thomas, par des observations nombreuses, ont établi ce fait sur des bases solides. Il faut en général de vingt-huit à quarante-huit heures pour que la digitale influence la température. L'abaissement de la température coïncide souvent avec le ralentissement du pouls; mais, souvent aussi, et cela dépend de la dose et de l'état du sujet, la température baisse avant le pouls (Smoles, Thomas). Quelquefois, enfin, le pouls est influencé le premier (Thomas, Naumann). Comme pour le pouls, il arrive souvent que la température continue à baisser, alors que l'on a suspendu l'usage de la digitale. Enfin, dans des cas rares, on n'a observé aucun changement appréciable dans la température (Wunderlich).

Action de la digitale sur les sécrétions et sur les reins. L'action de la digitale sur les sécrétions en général a été constatée par plusieurs auteurs; on a cru remarquer que ce médicament avait agi dans certains cas sur la muqueuse nasale (*Gazette médic.*, 1864), sur la peau, sur les glandes salivaires, sur les organes de sécrétion spermatique, enfin et surtout sur les reins.

Lœderich a recherché l'action de la digitale sur la sécrétion biliaire; mais il n'est arrivé à rien de concluant.

L'étude de l'action de la digitale sur les reins présente beaucoup de variations. Pour les uns, la sécrétion urinaire est augmentée; pour les autres, elle est diminuée : ces divergences d'opinions tiennent aux modes différents d'expérimentation et à la quantité plus ou moins grande de médicament administré.

Les expériences faites sur l'homme sain par Joerg et Hutchinson semblent démontrer que la digitale agit avec force sur le rein, même à petite dose; il y a augmentation très-marquée de l'urine qui est tantôt plus claire, tantôt plus foncée, tantôt sans altération. Si la dose est trop forte, il y aura inflammation des reins, et par suite, diminution de leur sécrétion.

Si nous réunissons les opinions des divers auteurs, nous voyons que l'augmentation de la sécrétion urinaire, quand la digitale est donnée à petite dose, est admise par Sanders, Joerg, Hufeland, Bouley et Reynal, Albers, Murray, et enfin par M. le professeur Trousseau, qui a provoqué la diurèse en appliquant sur le ventre des malades une flanelle trempée dans une infusion de digitale. La sécrétion abondante donne une urine limpide, dont, suivant Albers, le poids spécifique est augmenté.

Chez les individus malades, chez les hydropiques, l'augmentation de sécrétion, quoique moins fréquente que chez les individus sains (Joerg) est admises cependant par un assez grand nombre d'observateurs (Withering 1770, Mac-Léan, Brera, Trousset, Mavré, Tommasini, Vassal, Chrestien, Bidault de Villiers, Babad, Jaurias, Comte).

D'autre part, l'action diurétique de la digitale a été niée, ou du moins contestée assez souvent.

Lœderich semble refuser à ce médicament la propriété diurétique.

Pour d'autres, la diurèse n'est pas constante (Sandras, 1830; Joret, Bayle, Lettsom, Alibert, Richard, Guersent père, Ferriar, Homolle et Quévenne). D'après Withering, si l'effet n'est pas constant, il serait cependant plus fréquent qu'avec aucun autre médicament.

Quand la digitale est donnée à haute dose, on observe la suppression de la sécrétion urinaire, fait démontré par les expériences de Joerg et par celles de MM. Bouley et Reynal sur les chevaux. Ces derniers expérimentateurs ont remarqué qu'ensuite, au bout de quarante-huit heures, il survenait une diurèse abondante; l'urine était claire, inodore, son expulsion se faisait souvent et en petite quantité à la fois. L'absence de diurèse avait déjà été observée par Schiemann, 1786, et par Bidault de Villiers, 1812.

La différence des effets diurétiques de la digitale donnée à dose thérapeutique a reçu des explications peu satisfaisantes. Bayle prétend, par exemple, que la digitale provoque principalement la sécrétion chez les sujets en qui elle est plus ou moins diminuée. Pour certains auteurs, la digitale ne serait diurétique que dans les cas d'hydropisie (Kruyskens, Vassal, Strohl, Naumann).

D'après Stadios, de Kiew, l'augmentation de la sécrétion rénale, sous l'influence de la digitaline, coïnciderait avec une diminution des parties constituantes de l'urine (urée, chlorure sodique, phosphate, sulfate); l'acide urique serait augmenté, le poids spécifique diminué.

La digitale a-t-elle une action directe sur les reins? La science ne permet pas de répondre à cette question. Les uns acceptent bien cette action directe; mais d'autres prétendent qu'elle n'existe pas et que la diurèse n'est que le résultat du rétablissement de l'équilibre dans les fonctions ; Hirtz explique ce phénomène en disant que la digitale est sans action sur le rein et qu'elle n'est diurétique que dans certains états pathologiques, dans ceux où la circulation générale est entravée. La digitale, en régularisant le cours du sang dans les différents organes et particulièrement dans le rein, rétablit la sécrétion dans ses proportions normales, ce qui produit une augmentation dans la quantité de l'urine. A l'état physiologique et dans les maladies où la circulation n'est pas en jeu, elle perd toute propriété diurétique. Cette opinion, on le voit, est en contradiction avec les expériences faites sur l'homme sain et sur lui-même par M. Homolle.

Acceptant pleinement l'opinion de Hirtz, nous chercherons plus loin à expliquer autrement cette action diurétique de la digitale, action qui me paraît incontestable, d'après mes propres observations cliniques.

Quant à la proportion dans laquelle se manifeste l'augmentation de la sécrétion, comparativement aux autres phénomènes produits par la digitale, on ne la trouve signalée nulle part.

On a cherché aussi à connaître le temps nécessaire à l'action de la digitale sur les reins : Vassal dit à ce sujet qu'en général la diurèse apparaît dès les premiers jours, rarement au-delà du huitième, et MM. Homolle et Quévenne l'ont vue se produire du premier au cinquième jour avec trois ou quatre milligrammes de digitaline.

En résumé, l'action diurétique de la digitale ne paraît donc être ni constante, ni très-marquée ; cependant il ne faut pas oublier que Joerg et Hutchinson l'ont constatée chez l'homme sain, et qu'un grand nombre de cliniciens ont obtenu une diurèse plus ou moins abondante chez des malades atteints d'hydropisie.

Je rapporterai en terminant le résultat des expériences que Baehr vient de faire récemment sur lui-même ; il a constaté qu'au début la diurèse diminue faiblement et qu'ensuite elle augmente un peu ; quelquefois, dans ses expériences, la densité de l'urine était plus considérable, sans qu'il y eût de changements ni dans la qualité physique, ni dans l'odeur ni dans la saveur.

MM. Homolle et Quévenne, cherchant si la digitaline était éliminée de l'organisme, n'ont jamais constaté sa présence dans les urines.

THÉORIES DU MODE D'ACTION DE LA DIGITALE.

Depuis les récents et rapides progrès de la physiologie expérimentale, on cherche de tous côtés à expliquer physiologiquement l'action des agents que la matière médicale met à la disposition du thérapeutiste. Ces recherches sont certainement d'une grande utilité, et il importe au médecin de savoir sur quel système, quelle fonction, tel ou tel autre médicament agira. C'est ainsi qu'ayant en même temps la connaissance, approximative du moins, de la nature des maladies, des troubles fonctionnels qui en sont l'effet ou la cause, il pourra peu à peu sortir d'une méthode aveugle et non raisonnée, ayant l'empirisme pour base, méthode qui trop souvent le laisse sans armes contre des maladies mortelles.

Constater un fait, le bien observer, est déjà un progrès ; mais la science ne peut pas s'arrêter là ; elle demande plus à l'observateur ; elle exige enfin l'explication du fait observé, sa raison, ses effets.

L'histoire de la digitale nous offre d'une façon palpable cette suite de progrès ; au début on a observé, ensuite on a cherché à pénétrer le problème physiologique de l'action de ce médicament ; diverses théories furent développées, théories qui sont encore loin d'être satisfaisantes, parce que la plupart des auteurs n'ont expliqué qu'une action isolée de la digitale, sans se pénétrer de l'ensemble de son influence sur l'organisme, et sans différencier suffisamment son action, suivant qu'elle agit à dose thérapeutique ou à dose toxique.

C'est donc sur l'ensemble de son action, de son influence reconnue sur quelques troubles morbides, qu'on devra fonder une théorie physiologique. Nous développerons celle qui nous paraît devoir être la plus probable, après avoir exposé les théories déjà proposées et avoir cherché la démonstration de leur insuffisance.

Wittering, Cullen, expliquaient l'action de la digitale en disant qu'elle agissait sur tout le système circulatoire ; mais cela dit tout et ne dit rien. D'autres, ce sont les plus nombreux, pensent que la digitale agit sur le cœur en le paralysant, sans apporter de preuves à l'appui. Ils raisonnaient d'après ce fait observé au lit du malade, que la digitale ralentissait la circulation. D'autres, enfin, en faisaient un excitant du cœur, parce qu'ils avaient vu la circulation s'accélérer, sans s'apercevoir que cette accélération était souvent le résultat de doses trop élevées du médicament. Jusqu'alors, pas de théorie proprement dite : seulement des déductions plus ou moins logiques de l'observation clinique ou d'expériences mal conduites.

Arrivons donc de suite aux théories qui représentent des idées plus exactes et plus en rapport avec nos connaissances physiologiques actuelles.

Disons d'abord que, pour tous les physiologistes, la digitale n'agit que par l'intermédiaire du sang, véhicule nécessaire de tout agent thérapeutique pris à l'intérieur, ou même appliqué à l'extérieur, et influençant dans son ensemble une fonction quelconque. Mais là s'arrête l'accord ; la digitale ou la digitaline une fois absorbée, transportée par le sang, agit-elle sur le système nerveux primitivement ou sur la fibre musculaire du cœur, de manière à modifier leur fonctionnement?

Ces théories, déduites exclusivement de l'expérimentation sur les animaux, nous paraissent, dès l'abord, avoir un vice capital. Presque toujours les expériences ont été faites avec des doses toxiques, et la digitale, dans ce cas, agit d'une manière toute différente ; elle est stupéfiante, mortelle. Ce procédé, employé pour élucider l'action d'un agent, est inapplicable à la question thérapeutique.

Si, voulant expliquer l'action de l'électricité sur l'organisme, on se bornait à dire que la foudre tue en ébranlant trop fortement les sources de la vie, on serait en droit de trouver l'enseignement insuffisant, car on sait que l'électricité, dans d'autres cas, a une action au contraire vivifiante. Eh bien, c'est ce qu'on a fait pour la digitale. On a empoisonné des animaux; on a vu alors que leur cœur battait plus vite, puis que ses contractions devenaient irrégulières et enfin s'arrêtaient. On a fait mieux; on a enlevé des cœurs de grenouilles et on les a mis dans de la digitaline , et ils se sont arrêtés en contractions. Peut-on s'en tenir à de pareilles expériences pour construire une théorie de l'action thérapeutique de la digitale ou de la digitaline sur l'organisme; évidemment, non. Par là, on constate que, à forte dose, cet agent est un poison ; qu'il tue en entravant la circulation; mais ela ne peut pas servir à nous expliquer pourquoi, à doses thérapeutiques, le cœur se ralentit, la circulation se régularise ; la température s'abaisse à son chiffre normal ; les fonctions dérangées par un obstacle mécanique ou une maladie rentrent dans l'ordre.

M. le professeur Hirtz (1) avait déjà touché du doigt ce point défectueux de l'expérimentation toxicologique, et reconnaissait qu'on ne pouvait en tirer des déductions utiles en thérapeutique.

Quoi qu'il en soit, voici les principales théories mises en avant pour expliquer l'action de la digitale :

Ces théories peuvent être classées sous deux chefs principaux ; pour certains auteurs la digitale influencerait directement le système nerveux, pour d'autres elle exciterait d'abord les fibres musculaires du cœur.

Parmi ceux qui admettent l'action primitive sur le système nerveux, les uns veulent que cette action porte sur le centre encéphalo-rachidien, les autres sur le pneumogastrique, ou sur les filets lymphatiques cœur, ou sur les centres nerveux de cet organe, d'autres enfin veulent qu'elle porte sur les vaso-moteurs.

Albers attribuait les effets de la digitale à *l'appauvrissement du sang* qu'elle déterminerait (Congrès de Bonn). Rien n'est moins prouvé que cette action sur la composition du sang ; nous ne nous arrêtons donc pas à cette théorie. Nous ne prétendons pas

(1) *Étude clinique sur la digitale* (*Bullet. de thérap. t. LXII, p.* 149 ; 1862).

cependant dire que le principe actif de la digitale ne se mélange pas au sang, mais le sang dans ce cas ne sert pas de véhicule.

Nous ne citerons que pour mémoire l'opinion des auteurs qui voient dans la *compression du cerveau* par injection, par réplétion des vaisseaux sanguins, la cause du ralentissement de la circulation, rapprochant les phénomènes de ceux que l'on observe d'ordinaire dans ces cas de compression cérébrale.

Murray prétendait que la digitale influençait directement le cerveau, mais sans expliquer d'une manière positive le mode d'influence.

M. Galan (1), d'après des expériences nombreuses sur des grenouilles et des cochons d'Inde, croit devoir affirmer que la digitale empoisonne la *moelle en la paralysant*. Mais il suffit de lire avec un peu d'attention les quelques expériences citées dans ce travail, pour se convaincre que cette conclusion n'est nullement prouvée. D'ailleurs, dans plusieurs expériences que j'ai faites sur des grenouilles, j'ai constamment observé, après la mort produite par la digitaline, la conservation intacte de l'excitabilité directe de la moelle et la persistance des mouvements réflexes, contrairement à ce qu'avait observé M. Galan.

Faudrait-il aussi invoquer la théorie que MM. Roudanowsky et Jacubowitsch ont formulée sur l'action de certains poisons? Ils pensent que les poisons exercent leur action primitivement sur les *cellules*

(1) *Considérations physiologiques sur l'action de la digitale* (thèse doct. Paris, 1862, n° 172); p. 25 et suiv.

nerveuses des centres, en altérant leur structure. M. Vulpian, ayant cherché à contrôler ces assertions, n'a jamais pu constater les faits annoncés par ces physiologistes. Nous n'insisterons donc pas.

Traübe admet que la digitale à faible dose exerce une action excitante sur le système nerveux régulateur ou modérateur du cœur, sur le *pneumogastrique* en un mot, tandis qu'à forte dose l'action serait paralysante.

De l'excitation du nerf pneumogastrique résulterait une diminution de pression dans le système artériel et une diminution de la rapidité du courant sanguin, ce qui aurait pour conséquence d'abaisser la température. MM. Milne-Edwards (1), Coblentz, Weber et d'autres, partagent cette manière de voir.

Cependant, d'après les expériences récentes de Schiff, de Florence, il paraît démontré que le pneumogastrique n'est pas, comme beaucoup le pensaient jusqu'à présent, un nerf modérateur des mouvements cardiaques, mais un excitateur de ces mouvements. Cette opinion avait déjà été défendue par M. Longet dans son *Traité de physiologie*, t. II, p. 527. De plus, M. Vulpian (2) fait remarquer que le cœur, sous l'influence de la digitaline, s'arrête en contraction, en systole, tandis qu'une excitation électrique forte du pneumogastrique l'arrête en dilatation, en diastole.

Il semble donc que la théorie de Traübe, en admettant que l'hypothèse de Weber sur l'action mo-

(1) *Leçons de physiologie*, tome IV. p. 148.

(2) *Bulletins de la Société philomatique*, 1964.

dératrice du pneumogastrique soit vraie que cette théorie, dis-je, est encore sujette à contestation.

M. Lœderich admet également cette action excitante sur le pneumogastrique, mais, en même temps, il reconnaît que l'abaissement de la température, effet au moins aussi constant que le ralentissement circulatoire, doit être le résultat d'une action de la digitale sur les nerfs qui président à la calorification (*grand sympathique*), sans insister davantage sur cette question.

M. Coblentz, élève de Traübe, donne dans sa thèse les conclusions suivantes :

1° A dose thérapeutique, la digitale agit en excitant le système nerveux modérateur du cœur;

2° De plus fortes doses produisent subitement la paralysie de ce même système ;

3° Des doses exagérées paralysent non-seulement le système modérateur, mais encore le système nerveux musculo-moteur du cœur.

Nous répondrons à ces diverses théories, pour ce qui est du pneumogastrique, par ce que nous avons dit plus haut.

De plus, nous savons que la digitale agit, non pas en paralysant la force du cœur, mais en l'augmentant et la régularisant. Enfin, nous avons vu par les expériences qu'à forte dose le système musculo-moteur du cœur n'est paralysé qu'après avoir été épuisé par un maximum d'excitation, qui amène l'arrêt du cœur en contraction presque tétanique.

Les expériences faites par l'étude des poisons dits *poisons du cœur* (*tanghinia venenifera*, ellébore noir, ellébore vert, digitale pourprée, scille, upas antiar, onée ou onage) semblent avoir démontré à MM. Dybkowsky et Pelikan (1) que la digitale, comme les autres poisons du cœur, agit directement sur *les nerfs du muscle cardiaque*. En effet, la destruction préalable de la moelle allongée et des nerfs pneumogastriques dans leur partie cervicale ne retarde pas l'action du poison sur le cœur et ne modifie pas son action. En galvanisant, chez la grenouille, le grand sympathique dans la cavité abdominale (Méthode de Budge), après que le cœur eut été complétement paralysé, on a pu obtenir la réapparition de ces mouvements.

Pour ces auteurs, il est évident que l'action de la digitale doit être attribuée à son rapport spécial avec les éléments nerveux du cœur ou avec ses catégories d'appareil nerveux, dont l'un est destiné au mouvement (élément moteur), et l'autre au ralentissement de ces mouvements (hypothèse de Weker).

Stannius voit dans la digitale un paralysant des fibres musculaires du cœur. La substance agit directement par l'intermédiaire du sang sur la fibre musculaire , sans que les nerfs sympathiques ou vagues jouent dans ce cas le moindre rôle. La fibre musculaire du cœur ayant, pour lui, une contractilité innée, propriété qui se trouve détruite par l'action de la digitale, il en trouva la preuve dans ce fait, qu'après avoir coupé les nerfs grand sympathiques ou pneumogastriques isolément ou si-

(1) *Gaz. hebdom.* 1861, p. 578, *et Gaz. méd.* 1859, p. 547.

multanément, il a toujours vu se produire néanmoins la paralysie caractéristique.

M. Vulpian, d'après des expériences sur le cœur des grenouilles, pense que la digitaline agit en réalité sur les éléments musculaires du cœur et non sur les nerfs cardiaques. De même que Stannius, il semble admettre une contractilité propre de la fibre musculaire, indépendante de tout influx nerveux.

Cependant, jusqu'à preuve du contraire, nous sommes bien obligé d'admettre que tout mouvement musculaire est dépendant du système nerveux. Si, dans quelques circonstances, on a vu des fibres musculaires cardiaques, placées sous le microscope, se contracter encore d'une manière rhythmique, nous sommes très-porté à admettre que ces mouvements n'étaient dus qu'à une réserve du fluide nerveux; si enfin ces mêmes contractions, vues au microscope, ont été arrêtées plus ou moins rapidement par la digitaline, ne peut-on croire qu'il s'est passé là une action chimique anti-vitale, comme cela aurait eu lieu, si on avait employé de l'acide sulfurique ou quelque autre agent énergique; car nous savons que la digitaline, tout en étant un corps neutre, a une action irritante désorganisatrice, pour ainsi dire, sur les tissus.

Nous voici arrivé à l'étude de la théorie que nous défendrons, théorie dans laquelle la digitale porterait son *action sur les vaso-moteurs*. Hutchinson,

(1) Vulpian, *Mode d'action des poisons, dits poisons du cœur, sur le cœur des grenouilles* (*Bulletins de la Société philomatique*, 1864, p. 95.

déjà en 1827, était arrivé, à la suite de ses expériences, à soupçonner l'action de la digitale sur les rameaux vasculaires périphériques. Nous ne croyons mieux faire, pour exposer son opinion, que de rapporter presque textuellement ce qu'il a dit lui-même (1).

Il est frappé de la coïncidence de la force et de la rapidité de la contraction du cœur, de la force et de la plénitude du pouls de l'artère radiale avec une si grande diminution de leur fréquence.

« On n'observe cet effet, dit-il, après l'usage d'aucun autre stimulant. Je crois que la digitale affecte particulièrement le système nerveux des ganglions, en augmentant d'abord leur influence sur les petites artères et en la diminuant ensuite, d'où résultent l'augmentation et la diminution correspondantes de la fréquence du pouls.

« Il paraît bien établi que les petites artères se contractent et se dilatent indépendamment de l'influence du cœur sur elles par le moyen du sang, et il paraît également bien prouvé que cette fonction est aussi un puissant moyen de la circulation. D'après cela, il sera évident que l'augmentation d'action des petites artères, en renvoyant le sang au cœur avec une rapidité extraordinaire, donne lieu à une augmentation d'action de cet organe, et *vice versâ* que la diminution d'action des vaisseaux, en renvoyant moins vite ce fluide et en distendant ainsi plus lentement le cœur, rend sa systole moins fréquente que dans les circonstances ordinaires,

(1) Bayle, *Travaux thérapeutiques*. Paris, 1835; p. 65, etc.

bien qu'il soit possible que sa force ne soit pas diminuée. »

Comme on le voit, Hutchinson avait entrevu, quoique confusément, l'action de la digitale sur la circulation des petites artères ; les connaissances physiologiques qu'on possédait alors ne lui permirent pas de donner une théorie plus complète.

Plus tard, en 1859, Duncalfe (*British medical journal*), soutient que la digitale exerce spécialement une action sédative sur la circulation capillaire ; aussi l'emploie-t-il dans les maladies où la circulation périphérique est embarrassée, et obtenait de bons résultats, notamment dans les hémorrhoïdes. La liberté rendue au cours du sang dans le système capillaire, par l'effet de cette sédation, expliquerait le rétablissement consécutif des fonctions du cœur dans les cas d'affection de cet organe.

M. Galan a constaté chez les grenouilles que la digitale détermine une contraction des parois des vaisseaux capillaires artériels et veineux. Il en résulte des ondulations dans la circulation et même un reflux du sang ; ce qui, selon M. Galan, expliquerait pourquoi le cœur s'arrête pendant son état de plénitude et de dilatation dans la majorité des cas. Mais ce resserrement des vaisseaux lui paraît toujours survenir lorsque le cœur est déjà influencé ; cependant, ajoute-t-il, les deux phénomènes se passent peut-être en même temps.

Ce fait de la contraction de vaisseaux capillaires de la membrane natatoire des grenouilles, n'est

(1) Galan. Ouvr. cité, p. 20.

pas, quoi qu'en dise M. Galan, de si facile observation. J'ai cherché plusieurs fois à le constater, et je suis obligé de le déclarer, cette contraction ne m'a pas paru évidente, incontestable. Néanmoins, le fait a été si clair, si palpable pour M. Galan, que je ne puis mettre en doute les résultats consignés dans ce travail,

J'ai cherché si cette contraction des petits vaisseaux serait plus saisissable chez le lapin ; on sait, depuis les observations de Schiff et celles de M. Vulpian (1), que l'artère centrale de l'oreille du lapin est animée d'un mouvement rhythmique indépendant des mouvements du cœur, ce qui constitue une sorte *de cœur artériel accessoire*. Les ramifications de cette artère sont elles-mêmes douées d'une contractilité très-vive. Eh bien, après avoir nettement constaté les mouvements de ces vaisseaux chez un lapin, je lui injectai sous la peau du dos 1 centigramme (2) de digitaline dissous dans 1 grammes d'eau. Examinant alors l'oreille, je vis très-bien, un quart d'heure après environ, l'artère contractée d'une manière permanente. Cette contraction existait encore le lendemain, et malgré toute mon attention, il m'a semblé que l'artère n'entrait que faiblement et à de plus rares intervalles en diastole. En même temps je constatais que les oreilles qui pendant toute la journée et avant l'in-

(1) Vulpian, *Contractilité des vaisseaux de l'oreille chez les lapins* (*Gazette médicale*, 1857, n° 1).

(2) Cette dose de digitaline ne produit aucun effet toxique chez le lapin.

jection avaient une température élevée, étaient devenues peu de temps après l'injection, très-froides, et que le lendemain encore elles étaient à une très-basse température.

Je ne veux pas tirer de conclusion de cette seule expérience; elle ne peut rien prouver au point de vue d'une théorie. Je ne la donne que comme une observation à contrôler, comme un moyen facile d'explorer les changements qui peuvent survenir dans la contractilité de vaisseaux de petit calibre sous l'influence de la digitale. Le temps ne m'a pas permis de multiplier cette expérience, qui peut-être pourrait servir jusqu'à un certain point dans la question qui nous occupe.

Mais ici encore, je le répète, les expériences sur les animaux ne peuvent servir utilement pour expliquer l'action thérapeutique de la digitale ou de la digitaline. C'est en rapprochant les données physiologiques des observations cliniques qu'on pourra se rapprocher de la vérité, comme nous allons essayer de le démontrer.

Rappelons brièvement le rôle physiologique du grand sympathique; nous verrons ensuite que la circulation est normale et régulière, à la condition seulement d'un équilibre parfait entre le cœur et les vaisseaux périphériques; que cet équilibre peut être rompu, soit par altération fonctionnelle du grand sympathique, primitive ou consécutive, soit par lésions cardiaques qui amènent à leur suite l'embarras de la circulation périphérique.

Le grand sympathique est moteur des muscles de la vie végétative. A ce titre, il préside aux contractions du cœur, ainsi qu'aux contractions des vaisseaux capillaires par les filets vaso-moteurs.

Il possède des filets terminaux sensitifs qui, recevant une impression excitante quelconque, la transmettent aux ganglions, de là à la moelle, et alors lentement les fibres motrices réagissent et produisent des contractions des muscles de la vie végétative.

Les ganglions du grand sympathique possèdent en propre une puissance de centre nerveux, mais cette puissance ne s'exerce dans toute sa plénitude que si ces ganglions sont en communication avec la moelle. S'ils agissent encore lorsque la moelle est détruite, c'est grâce à une réserve du fluide nerveux qu'ils dépensent peu à peu et d'une manière périodique jusqu'à l'épuisement. (Longet.)

Les nerfs ganglionnaires président exclusivement à la calorification, à la nutrition et aux sécrétions.

Quels sont donc les troubles qui surviennent lorsque par la section on a soustrait les fonctions à son influence, ou lorsque son action est seulement affaiblie?

La section du grand sympathique produit l'arrêt plus ou moins brusque des battements du cœur, la dilatation permanente des vaisseaux capillaires, une augmentation de chaleur par afflux sanguin plus considérable en un temps donné, des congestions même inflammatoires, ou des suffusions sanguines, le resserrement de la pupille, la suspension des sécrétions, et tous autres troubles de nutrition (Cl. Bernard, Longet, Brown-Séquard, etc.).

Si, au lieu d'être coupé, le grand sympathique

est intacte, mais fonctionne faiblement, comme cela existe dans les maladies fébriles surtout, nous observons à un moindre degré les désordres mentionnés ci-dessus.

L'équilibre normal est rompu : la fièvre s'allume, la chaleur est vive, il se produit des congestions, des hémorrhagies; les sécrétions ne se font plus dans leur proportion normale; les vaisseaux sanguins, relâchés, laissent passer sans résistance le courant sanguin; le cœur devient irrégulier et rapide dans ses contractions; le cerveau est influencé à son tour, et divers accidents nerveux en sont la conséquence.

Nous voyons également, dans un sens plus modéré, quelques-uns de ces phénomènes se produire chez les sujets affaiblis par de fortes hémorrhagies, par des maladies chroniques, par les excès de toute nature, ou bien encore par le fait d'une constitution débile. Chez eux, le pouls est habituellement fréquent, très-variable suivant la station verticale ou horizontale; la chaleur est grande aux extrémités, comme par une sorte de fièvre locale; ils présentent des congestions passagères, soit des viscères, mais plus souvent encore de l'enveloppe cutanée, à la face surtout; chez quelques-uns aussi on observe un certain degré d'embonpoint, ce qui semble prouver encore une nutrition imparfaite; enfin les forces sont déprimées, et tout effort un peu continu amène à sa suite une fatigue plus ou moins intense et parfois de la somnolence.

Dans ces cas, si on veut se rendre compte de l'état de la circulation, au moyen du sphygmographe, on obtient des tracés caractéristiques. La ligne d'ascension est haute, droite, la ligne de descente est à angle très-aigu avec la précédente, et n'est séparée de la pulsation suivante que par une ligne un peu oblique et courte. Cela indique manifestement une faible tension du système artériel.

La contractilité des vaisseaux capillaires, dépendant directement des vaso-moteurs, est indubitablement une condition nécessaire, indispensable de la circulation, de la calorification, de la nutrition et des sécrétions. Cet élément important avait longtemps été nié par les uns, défendu par les autres, jusqu'au moment où, par leurs découvertes successives, Magendie, Günther, Henle et Stilling, Schiff, Cl. Bernard, Brown-Séquard, lui assignèrent son véritable rôle dans la circulation. Les belles recherches de Vierordt, de Ludwig, et surtout celles de M. Marey, sont venues ensuite démontrer, d'une manière presque mathématique, l'influence de la contractilité des vaisseaux sur la tension artérielle et la régularité ou la fréquence des battements cardiaques.

Ils ont prouvé que *la fréquence des battements du cœur est en raison inverse de la tension artérielle.*

Or, cette tension peut diminuer soit par déperdition de sang, comme après la saignée, les hémorrhagies, soit par l'affaiblissement de la contractilité des petits vaisseaux, ce qui arrive dans les fièvres, dans les réactions des inflammations ou lorsque leur contraction a été trop longtemps ou trop violemment mise en jeu, ou enfin plus simplement par l'élévation de la température extérieure. C'est alors que le pouls augmente de fréquence.

Cette tension augmente au contraire, soit par pléthore, soit par excitation de la contractilité des capillaires. Cette excitation est-elle normale, les battements du cœur ont une fréquence moyenne; est-elle plus forte, de deux choses l'une, ou le pouls deviendraprimitivement lent pour s'accélérer presque aussitôt après, ou l'effet de ralentissement sera plus durable, et entraînera à sa suite l'abaissement de la température et divers autres phénomènes. On sait que le froid, la frayeur, une émotion, etc., suivant leur intensité, peuvent amener ces deux ordres d'effets.

Il est enfin démontré que la contractilité des petites artères, en apportant un obstacle au courant sanguin, ralentit, d'une part les battements du cœur, de l'autre l'écoulement du sang dans les capillaires et par suite dans les veines, toutes conditions importantes pour la régularité de la circulation et pour l'intégrité des sécrétions, de la nutrition, de la calorification.

Si maintenant nous rapprochons les données physiologiques que nous avons énoncées précédemment des phénomènes qui sont produits par l'absorption de la digitale, à dose thérapeutique, nous sommes frappés de la similitude qu'il y a entre les effets de ce médicament et ceux qui résultent de l'excitation du grand sympathique, de ses filets vaso-moteurs particulièrement. En effet, la digitale produit un abaissement de la température quelquefois *avant même que le cœur soit ralenti* (Wünderlich,

Lœderich, Coblentz, Thomas, l'ont maintes fois observé). Peut-on comprendre cet effet autrement qu'en admettant que les petits vaisseaux relâchés recouvrent, sous l'influence de la digitale, un certain degré de contractilité, et cela, par une excitation des nerfs vaso-moteurs ? Le cœur dans ce cas ne peut être pour rien dans cette diminution de la température.

La digitale ralentit les battements du cœur, mais le phénomène est lent à se produire ; il ne survient que douze, vingt-quatre, trente-six heures et plus, après l'administration du médicament. De plus, ce ralentissement est parfois précédé, au dire de beaucoup d'observateurs, d'une accélération de courte durée, ce qui peut très-bien s'expliquer par l'effort que fait le muscle cardiaque pour vaincre la résistance que lui opposent les capillaires, résistance à laquelle il n'était plus habitué. Le cœur, une fois ralenti, a-t-il perdu de sa force d'impulsion ? Nullement, excepté dans certains cas que nous signalerons plus loin et où la digitale, administrée intempestivement, produit une fatigue du cœur qui peut aller jusqu'à l'épuisement.

La tension artérielle dépendante, au premier chef de la contraction des capillaires, est augmentée en même temps que le cœur se ralentit. Pourrait-on expliquer cette augmentation de la tension par le ralentissement et l'affaiblissement des contractions cardiaques ? Ce serait contre toutes les lois connues de l'hydraulique et de la physiologie de la circulation.

Pourrait-on également expliquer par le simple ralentissement, pourquoi l'engorgement du système capillaire et veineux, les congestions, les hémorrhagies, etc., se dissipent? Évidemment non. Il se passe là, sous l'influence de la digitale, une action bien plus directe, bien plus féconde dans ses résultats que ne le serait un affaiblissement du cœur. Cette action, c'est la régularisation de la circulation périphérique, c'est l'équilibre rétabli entre les résistances des capillaires et l'impulsion cardiaque, entre l'afflux et l'écoulement du sang dans les diverses parties du système. Alors on voit les œdèmes, les épanchements séreux non enkystés disparaître, parce que la circulation veineuse étant moins entravée, la sérosité extravasée rentre dans le torrent circulatoire. Cette résorption de la sérosité amène dans la masse du sang un excès de liquide dont la circulation se débarrasse bientôt au moyen d'une diurèse abondante. Y a-t-il lieu, en admettant ce mécanisme, de s'étonner, comme le fait M. le professeur Trousseau, que tous les sédatifs de la circulation soient diurétiques (1).

Ces agents qu'on est convenu d'appeler sédatifs, qualification erronée si on la prend dans le sens rigoureux du mot, agissent en augmentant la contractilité des capillaires et la tension artérielle; il en résulte que la capacité du système sanguin diminuant n'est plus en rapport avec la masse du liquide contenu; les reins fonctionnent alors avec plus d'activité, et le trop plein du liquide est rejeté au dehors. Cet effet diurétique, d'ailleurs, n'est très-manifeste que dans les cas où une grande quantité

(1) Trousseau et Pidoux. *Traité de thérapeutique*, 1862, t. II, p., 758.

de sérosité est épanchée dans les tissus, comme on l'observe dans les affections du cœur ou du foie, etc. Dans les cas contraires, la diurèse n'est obtenue que si l'on a soin de faire pénétrer par les boissons une grande quantité de liquide dans l'organisme.

Nous voyons encore une preuve de la théorie que nous soutenons, dans les contractions utérines que provoque la digitale. En effet, l'utérus n'est animé que par des filets du grand sympathique (Longet). La digitale a donc, là comme sur les vaisseaux, une action excitante qui porte sur les filets sympathiques.

Enfin, la lenteur d'action de la digitale, la persistance de ses effets après qu'on en a cessé l'usage, confirment encore notre manière de voir. Elle agit à la manière d'un excitant des nerfs ganglion naires.

Je crois donc que la digitale étant absorbée, et son principe actif mélangé au sang, exerce une action primitive, élective pour ainsi dire, sur les éléments moteurs des vaisseaux capillaires qu'elle excite et que par là elle rétablit la circulation dans son équilibre normal.

Si nous nous reportons à la physiologie pathologique des accidents contre lesquels la digitale a une heureuse influence, nous remarquons que toujours il s'agit de phénomènes liés étroitement à un trouble de la circulation capillaire. Ainsi la digitale, qui jadis avait été tant préconisée dans la phthisie et la scrofule, n'agit dans ces maladies qu'en régularisant la circulation, en empêchant le retour des accès de fièvre quotidiens.

Dans l'épilepsie, le delirium tremens, l'alcoolisme chronique, la manie aiguë, la digitale, d'après les nombreuses observations des médecins américains et anglais, atténue beaucoup la gravité des accidents. Or, la physiologie pathologique nous enseigne que, dans ces diverses maladies cérébrales, l'hyperémie congestive du cerveau et du bulbe joue un rôle capital; de plus, les autopsies démontrent dans ces cas une réplétion considérable des vaisseaux, quelquefois même leur dilatation partielle et multiple, véritables petits anévrysmes, *anévrysmes miliaires* comme les a appelés M. Bouchard, et qui sont la source des hémorrhagies cérébrales, comme l'a démontré récemment mon collégue dans son excellente thèse. Il paraît encore probable que, dans ces cas, si la digitale produit de bons résultats, ce n'est pas en agissant sur le cœur directement, mais bien plutôt en excitant la contractilité des vaisseaux.

Dans les hydropisies, hydrothorax, ascite, œdèmes, la digitale n'agit certainement pas à titre de simple diurétique. Nous avons vu plus haut quel était le mécanisme de la diurèse qu'elle provoque. Elle exerce une action directe sur la cause de l'hydropisie, sur l'embarras de la circulation.

Les hémorrhagies (épistaxis, hémoptysies, métrorrhagies) sont heureusement modérées par la digitale, comme l'attestent de nombreuses observations. Évidemment cet effet ne peut être rapporté au ralentissement simple de la circulation, mais au resserrement des vaisseaux.

Dans les fièvres (fièvre typhoïde, fièvres intermittentes), si la digitale a une action puissante, il nous paraît également démontré que c'est grâce à son influence sur le système grand sympathique.

Les affections pulmonaires (pneumonies, tubercules), qui toujours sont accompagnées d'une congestion plus ou moins intense, éprouvent également une modification favorable de l'usage de la digitale.

Divers symptômes liés à certains états pathologiques, symptômes très-souvent causés par la congestion, comme la migraine liée aux troubles menstruels, la dyspnée dans les affections pulmonaires ou cardiaques, l'asthme nerveux, sont très-fréquemment amendés par la digitale.

Enfin c'est encore dans ses applications au traitement des maladies du cœur que nous voyons la justification de notre manière de voir.

Dès que l'influence de la digitale sur la circulation fut connue, on s'empressa de l'administrer indistinctement dans tous les cas de lésions du cœur, la péricardite, l'endocardite, l'hypertrophie, les lésions valvulaires, insuffisances ou rétrécissements, les anévrysmes, etc., et à toutes les périodes de ces maladies. Malheureusement on éprouva bientôt des mécomptes, et peu à peu on restreignit l'emploi de la digitale à un petit nombre de cas. Encore n'obtint-on pas tous les résultats qu'on en espérait, parce qu'on ne se rendit pas suffisamment compte des contre-indications. Les uns voyaient dans la digitale un narcotique, un opium du cœur (M. Bouillaud); les autres en faisaient un tonique, le quinquina du cœur (Beau). Ces divergences d'opinion, de la part d'hommes aussi compétents, ne servent qu'à nous montrer combien peu on se rendait compte de l'action du médicament.

Or l'expérience a appris que la digitale n'a que peu ou point d'action dans les affections purement nerveuses du cœur (palpitations), ainsi que dans les états inflammatoires aigus, où l'effet est quelquefois nuisible.

Dans les affections organiques du cœur avec lésions valvulaires, l'observation a encore prouvé que, surtout dans les rétrécissements des orifices où l'on observe au plus haut degré les troubles de la circulation périphérique, la digitale exerce une influence des plus manifestes.

Toutefois, il est une contre-indication formelle, c'est l'affaiblissement de la contractibilité du muscle cardiaque par infiltration graisseuse de ses fibres, lésion qui survient vers la période ultime des maladies organiques du cœur. Car alors le cœur, déjà faible, ne peut plus surmonter la résistance des capillaires, il s'épuise dans de vaines contractions, et la mort, quelquefois, est hâtée par l'administration intempestive du médicament.

Le sujet que nous traitons demanderait, pour être complet, un plus grand développement ; mais le but de ce travail était surtout d'indiquer le mode d'action de la digitale tel que nous le comprenons, et d'apporter des preuves à l'appui.

CONCLUSIONS.

1° La digitale, dont le principe actif est la digitaline, exerce à toutes doses une action spéciale sur la circulation.

2° Si, à dose toxique, la digitale agit directement sur le cœur, il semble qu'à dose thérapeutique elle excite primitivement la contractilité des vaisseaux capillaires et n'influence que secondairement le centre circulatoire, en rétablissant l'équilibre de la circulation.

3° Si l'on adopte cette théorie, la digitale est un sédatif de la circulation, en ce sens qu'elle en calme les désordres, mais c'est par une action excitante et tonique, et non pas hyposthénisante, comme on l'admet généralement.

4° L'influence de la digitale sur la température, les sécrétions, la nutrition, les contractions utérines et les hémorrhagies, ne peut s'expliquer que par son action excitante sur les filets terminaux du grand sympathique.

5° Cette théorie justifie pleinement les résultats favorables obtenus par la digitale dans les fièvres, les affections cérébrales, les hémorrhagies, la dysménorrhée, les congestions, les hydropisies et les troubles circulatoires liés aux lésions cardiaques.

INDEX BIBLIOGRAPHIQUE

1535. Fuschius. De historia stirpium Commentarii, traduit en français par Ch. de l'Écluse.

1743. Geoffroy. Traité de matière médicale, t. VI, p. 202.

1768. Haller. Historia stirpium indigenarum Helvetiæ. N° 330.

1770. Ferrein. Matière médicale, t. III, p. 67.

1776 à 1794. Murray. Apparatus medicaminum.

1785. G. Withering. An account of the foxgloves, etc. Birmingham, in-8. Traduit en allemand par Michaelis; Leipzig, 1786. In-8. (Extrait *Anc. Journ. de méd.*, t. LXVI, p. 548).

1786. C. C. Schiemann. Diss. inaug. de digitali purpurea. Gottingue; in-4.

1789. J. C. Lettson. Sur la digitale pourprée dans les affections hydropiques. (*Mem. of the med. Soc. of London*, t. II.)

1790. J. J. Merz. Diss. inaug. de digitali purpurea, ejusque usu in scrophulis medico. Iena, in-4.

1799. N. Drake. Digitale contre la phthisie pulmonaire. — Lettre adressée au Dr Beddoès, contenant des observations sur l'usage de la digitale dans la consomption pulmonaire.

1799. Ferriar. Digitale contre les hémorrhagies, la phthisie, l'asthme, les toux anciennes, les hydropisies, les dartres. — An essay on the medical properties of the digitalis purpurea.

1800. Brera. Digitale à l'extérieur contre l'œdème et l'ascite. — Anatripsologia. Pavie.

1800. Vacca Berlinghieri. Codice di medicina sanzionata dall' esperienza. T. II. Venezzia.

1801. Beddoes. Digitale contre la phthisie. — Addition to docteur Fowlers, letter on consomption, Chifton. — On Power and agency of digitalis purpurea. London. — On consomption, digitalis, and scrofula.

1801. R. Kinglake. Cases and observations on the medicinal efficacy of the digitalis purpurea in phthisis pulmonalis, etc. Londres, in-4.

1801. Macdonald. Medical and physical journal.

1801. Crawfort. Letter to doctor Beddoës.

1802. Thomas. The modern pratice of physic.

1802. J. A. Hendy. Diss. inaug. de digitali. Edimbourg, in-8.

1804. A. J. G. Geiger. Diss. de Digitali usu. Kiloniæ. In-4.

1804. Cuming. Digitale contre la pneumonie (*London medical and physical journal*).

1805. Schwilgué. Traité de matière médicale, t. I, p. 409.

1806. Trousset. Digitale contre l'hydrothorax. Mémoire sur l'hydrothorax, brochure in-8. Montpellier.

1807. Boildon. Journal de médecine d'Édimbourg (juillet).

1807. G. Hamilton. Observation sur la préparation, l'utilité et l'administration de la digitale, etc., en anglais. Londres.

1807. Mouton. Observations cliniques sur l'emploi de la digitale dans la phthisie pulmonaire, etc. (*Journal général de médecine*, t. XXIX, p. 15).

1807. D. Clutterbuck. An inquiry on the seat and nature of fever. London.

1807. Mavré. Digitale contre les hydropisies. Thèses, Paris. N° 90.

1808. J. Sanders. An inquiry concerning digitalis of foxglove, etc. Édimbourg. Traduit en français par Murat. Paris et Anvers, 1812.

1808. J.-B. Comte. Observations sur les bons effets de la digitale pourprée dans l'hydrothorax (*Journ. gén. de méd.*, LXV, 69; *id.* LXVI, 289).

1808. Ch. Sachero. Diss. inaug. de digitali Augustæ Taurinorum; in-4.

1808. Verdat. De digitalis purpuræ usu therapeutico (thèse de Strasbourg).

1810. Bayle. Recherches sur la phthisie pulmonaire. Paris, p. 113.

1810. Laudun. Digitale contre la phthisie (*Annales cliniques de Montpellier*, t. XXII, p. 172).

1810. F. Fanzago. Sulle virtu dell a digitale nelle alienazioni mentali et sulla sua azione generale. Padovae; in-8.

1811. Chrestien. Digitale employée en frictions contre les hydropisies. — De la méthode iatraleptique; 1 volume in-8; Paris, p. 105.

1811. Rasori. De l'action de la digitale sur l'économie animale (*Journal clinique de Montpellier*, t. I, p. 314).

1812. Babab. Observ. sur les effets de la digitale pourprée dans l'hydrothorax et l'anasarque (*Journal clinique de Montpellier*).

1812. F.-T. Bidault de Villiers. Essai sur les propriétés médicinales de la digitale (thèse, Paris, an xii, 3e édit., 1812).

1812. Elminger. Histoire naturelle et médicale des digitales (thèse de Montpellier, in-4; figures).

1812. Sanders. Observations sur les effets primitifs de la digitale pourprée. — Essai sur la digitale pourprée, traduit de l'anglais par A.-F. Murat; in-8; Paris.

1814. Delathy. Diss. sur la digitale pourprée (thèse de Strasbourg; in-4).

1815. Weaver. Gale papuliforme invétérée, guérie avec un décoction de digitale (*The London medical repository*, juin 1815).

1819. Gérard. Digitale contre les anévrysmes du cœur (thèse de Paris, n° 131).

1819. VASSAL. Observations sur la digitale contre les hydropisies — Dissertation sur les effets de la digitale pourprée. — Thèse de Paris, n° 3.

1821. HUFELAND. Sur les effets primitifs de la digitale. — Observations sur trois cas de scrofules guéries par son emploi joint à celui de quelques autres moyens. — Traité de la maladie scrofuleuse, traduit par J.-B. Bousquet; Paris.

1821. HUFELAND. Hernie étranglée réduite à l'aide de l'usage interne de la digitale (*Journ. der pratisch. Heilkünde*).

1822. C.-A. THELNING. Diss. de digitali purpurea. Upsaliæ; in-4.

1823. F. BAUER. Digitalium monographia sistens historiam, etc. Londini; 28 pl.

1823. CUIRARD. De l'emploi de la digitale pourprée dans quelques fièvres intermittentes (thèse de Montpellier, in-4.

1823. MOLL. Epilepsia digitali sanata, dissertatio (Bonn).

1824. NICOLLE. Sur la digitale pourprée (thèse de Paris).

1826. H. WITTFIELD. De vera digitalis indicatione. Diss. inaug. (Bonn).

1827. W. HUTCHINSON. Expériences sur les effets physiologiques de la digitale pourprée (*Journal des progrès*, t. VI, p. 218).

1828. FERRUSAC. Bulletin des sciences médicales, p. 61.

1830. GRAFFENAUER. Dict. de mat. méd. de Mérat et Delens, t. II, art. *Digitale*.

1833. SANDRAS. Effets physiologiques et thérapeutiques de la digitale (*Bull. de thérap.*, t. VI, p. 165 et 333).

1834. JORET. Effets physiologiques et thérapeutiques de la digitale (*Archives gén. de méd.*, 2e série, t. IV).

1835. Observations dans lesquelles la fréquence et la force du pouls sont augmentées primitivement par la digitale. — Travaux thérap. sur la digitale. A.-L.-J. Baile. Paris, 1835.

1839. J. CAFFE. Dictionnaire des études médicales pratiques, t. IV, p. 171, art. *Digitale*.

1839. LEGROUX. Dictionnaire des études médicales pratiques, t. IV, art. *Cœur* (maladies du).

1840. PIÉDAGNEL. De l'influence de la digitale sur les contractions de l'utérus (*Bull. gén. de thérap.*).

1845. RASORI. Annales de thérapeutique de Rognetta.

1846. FALKEN. Moyen de reconnaître l'efficacité de la digitale (*Journal de médecine*, t. IV, p. 30).

1846. J. BOUILLAUD. Traité de nosographie médic., t. IV, p. 210; t. III, p. 471, 1846; et Traité des maladies du cœur, 2e édit., t. II, p. 590.

— J. BOUILLAUD. Dictionnaire de méd. et de chir. prat., t. VI, p. 396; t. VII, p. 504; et Rapport sur la digitaline.

— J. BOUILLAUD. Clinique médicale de la Charité, t. III, p. 236.

1847. DE SAUSSURE. Hydrothorax traités avec succès par de fortes doses de digitale (*The southern Journal of medecine and pharmacy* (mars).

1849. Guibourt. Histoire naturelle des drogues simples. Paris, 4e édit., t. II, p. 446.

1849. Hervieux. De l'emploi de la digitaline, de ses effets physiologiques et de ses avantages thérapeutiques (*Archives gén. de méd.*).

1850. Traube. Mémoire sur les effets de la digitale dans les maladies fébriles (*Deutsche Klinik* et *Annales de la Charité de Berlin*, t. II, p. 56).

1851. Bouchardat. Remarques sur la digitaline (*Bull. gén. de thérap.*, t. XL, p. 97, 15 février).

1851. Stannius. Archiv für physiologische Heilkunde von Wieroth. Tubingue.

1851. Homolle et Quévenne. Mémoires sur la digitaline. Paris, 1851, en extrait, Répert. Pharmac. (3e série) IX, 2.

— Homolle. Journal de pharm. (3) VII, 57.

1860. Homolle. Mémoire sur les propriétés des produits extractiles de la digitale, lu à la Société médicale des hôpitaux, séance du 28 novembre 1860 (*Gazette hebd.*, t. VII, p. 780, et *Bulletins de la Société*.

1861. Homolle. Travail sur l'action physiologique de la digitale (*Archives gén. de méd.*, juillet, p. 5).

1864. Homolle. Mémoire : La digitaline au point de vue chimique, physiologique et toxicologique (*Moniteur scientifique*, juin).

1851. Jaeger Schmits. De l'emploi de la teinture de digitale à haute dose dans les maladies du cœur (*Bull. gén. de thérap.* t. XLI, p. 262).

1852-56. Wunderlich. Pathologie interne (*Handbuch der Pathologie und Therapie*. Stuttgard, 2e édit.).

1852. Heise. De herbæ digitalis in morbis febrilibus chronicis adhibitæ vi antiphlogisticæ (Diss. inaug. Berlin).

1852. Kulp. De herb. digital. in febribus inflammator. usu. Th., Berlin.

1853. R. Brughmans. Action de la digitale sur les organes génitaux, et emploi de cette substance dans les affections dont ils sont le siége (*Journal de médecine de Bruxelles*). — *Revue médico-chirurgic. de Paris*, t. XIII, p. 265.

1853. Corvisart. Emploi de la digitaline dans la spermatorrhée (*Bull. gén. de thérap. méd. et chir.*, t. XLIV, p. 145).

1853. L. Coze. Thèse de concours de Strasbourg.

1855. G. Siegmund. Influence de la digitaline sur la sécrétion de l'urée (*Arch. für patholog. anat. und Physiol.* von R. Virchow, t. VI, p. 288).

1853. Traube. Uber die Wirkungen der digitalis (*Canstatt's Jahresbericht*, 1853, t. V, p. 121).

1854. A. Barbier. De l'emploi de la digitale de l'oxyde blanc d'antimoine comme traitement exclusif de la pueumonie (*Revue de thérap. médico-chirurg.*, t. II, p. 289).

1854. Kulp. De herbæ digitalis in febribus inflammatoriis usu Diss. inaug. (Berlin).

1854. Faure. Quelques mots sur les effets de la digitaline à haute dose (*Arch. gén. de méd.*, VIe série, t. IV, p. 413).

1854. Lafargue (de Toulouse). Nouveau cas d'hydrocèle guérie par les frictions avec la pommade de digitate (*Union méd.*, novembre 1854).

1854. Dr Laroche. Pertes séminales nocturnes traitées avec succès par l'emploi de la digitaline (*Bull. gén. de thérap.*, t. XLVI, janvier 1854).

1855. Vulpian. De l'action de la digitaline sur les batraciens (*Mém. de la Soc. de biologie*, 2e série, t. II, p. 67).

1856. Vulpian. Résurrection des grenouilles empoisonnées par le curare ; action du curare et de diverses autres substances sur les cœurs lymphatiques des grenouilles (Compte-rendu de la Société de biologie, p. 81).

1858. Vulpian. Note sur l'effet de diverses substances toxiques sur les embryons de grenouilles et de tritons (Comptes-rendus de la Société de biologie, p. 71).

1864. Vulpian. Mode d'action des poisons, dits poisons du cœur, sur le cœur des grenouilles (*Bull. de la Soc. philomatique*, p. 95).

1855. Thierfelder. Mémoire in Archiv. für physiologische Heilkünde, t. XIV, p. 173.

1856. Ed. Carrière. Le seigle ergoté et la digitale contre les hémorrhagies (*Union médicale*).

1856. Duclos. Action contre-stimulante de la digitaline dans le traitement de la pneumonie (*Bull. de thérap.*, t. II, p. 97).

1860. Duclos. Recherches sur l'emploi de la digitale dans le traitement de l'épilepsie (*Bull. thérap.*, t. L, p. 33, et *Gaz. hebd.*, p. 781).

1856. Spielmann. Recherches sur la température dans les maladies (thèse d'agrégation, Strasbourg).

1856. Howship Dickinson. Action de la digitale sur l'utérus. — Transactions de la Société royale de Londres pour 1856 et *Archives générales de médecine*, janvier 1857.

1856. Michael. Mémoire sur les modifications de la température dans les fièvres intermittentes (*Arch. für physiologische Heilkünde*).

1857. Albers. Effets de la digitale et de la digitaline (Congrès de Bonn).

1857. Bertet, de Cercoux. De la digitale unie aux antimoniaux dans le traitement de la pneumonie (*Union médicale*, janvier).

1857. Debout. Note sur une formule de traitement curatif de la migraine (*Bull. de thérap.*, t. LXII, p. 115 et 217).

1860. Serre. Note sur les bons effets de la digitale et de la quinine comme traitement de la migraine. (Lettre de M. le Dr Debout.) — *Bull. génér. de thérap.*, t. LVIII, p. 308.

1857. Soubeiran. Traité de pharmacie, Paris, 5e édition, t. I, p. 550.

1858. Corneil. Digitale contre l'épilepsie. (*Charlestown Medical Journal.*)

1858. Osborne. Étude comparative des effets de quelques remèdes employés contre l'épilepsie. (*The Dublin Quartel Journal.*)

1859. Baydon et Baehr. Digitalis purp. Leipzig.

1859. Black. Expériences sur la digitale. (*Edinbourgh Journal.*)

1859. Caussé. Empoisonnement par la digitale. Cours d'hygiène et de médecine légale, p. 464.

1859. Dr Decaisne. Métrorrhagies à l'époque des règles, entretenues par des fongosités utérines ; abrasion et cautérisation pratiquées sans succès. Guérison par la digitaline. (*Bull. gén. de thérap. méd. et chir.*, t. LVI, p. 392.)

1859. Delpech. Accouchement à terme chez une femme multipare ; inertie de l'utérus ; administration de la digitale ; terminaison heureuse et naturelle du travail. (Observation à l'hospice de la Maternité.) — *Bull. gén. de thérap. médic. et chir.*, t. LVI, p. 101.

1859. Van Dommelen. Emplâtre de digitale employé avec succès dans un cas d'endocardite rhumatismale. (*Annales de la Flandre occidentale,* no 5.)

1859. Sénac. Quelques considérations sur la nature, la marche et le traitement des affections cardiaques. Th. de Paris, no 60.

1859. Kœlliker et Pélikan. Action de l'extrait alcoolique de tanghinia venenifera. (*Gaz. méd.*, p. 547.)

1859. Lecerf. De la digitale au point de vue de son action sur le cœur. Thèses de Paris, no 86.

1859. A. Millet. Du kermès et de la digitale à doses progressivement croissantes dans le traitement de la pneumonie. (*Bull. gén. de thérap. méd. et chir.*, t. LVII, p. 506.)

1860. Trousseau. De la digitale à haute dose. (*Gaz. des hôpit.*, p. 597.)

1861. Trousseau. Observation témoignant des bons effets de la digitale à haute dose dans la ménorrhagie. (*Bull. de thérap.*, t. IX, p. 94.)

1860. Smoles. Relations réciproques entre le pouls, la respiration et la température dans quelques maladies aiguës. (*Viertel-jahrschrift für die praktische Heilkünde*, t. III.)

1860. Ed. P. Scharkey. Traitement du delirium tremens par la digitale à haute dose. (*Dublin medical Press*, 28 novembre.)

1860. Traitement du delirium tremens par la teinture de digitale à haute dose. (*The american medical Times*, 1er décembre.)

1860. Germain. De la digitale. — Nouvelles considérations sur l'action et les propriétés thérapeutiques de ce médicament. (*Gaz. hebd.*, p. 679.)

1860. C. H. Jones. Digitale à haute dose dans le delirium tremens. (*Bull. thérap.*, t. LIX, p. 515, 411.)

1860. Kennedy. Diagnostic de l'état graisseux du cœur. (*Edimbourg Medical journal.*)

1860. Kosmann. Recherches sur la digitaline et les produits de sa décomposition. (*Bullet. de thérap.*, t. LIX, p. 60.)

1860. Paulier. Essais sur la nouvelle théorie de la fièvre, de son traitement par les préparations de digitale. Thèses de Paris, n° 223.)

1862. Cappedevieille. De l'emploi de la digitale. Thèses de Paris.

1861. Durac. Mélange de digitale et de belladone pour régulariser les éruptions anormales. (*Bull. de thérap.*, t. LXI, p. 358.)

1861. W. Dybkowsky et E. Pelikan. Recherches physiologiques sur l'action de différents poisons du cœur. (*Gazette hebdom.*, t. VIII, p. 578 ; 6 septembre.)

1861. R. Pfaff. De l'emploi et de la valeur de la digitale et de ses diverses préparations dans le traitement des affections organiques du cœur. (*Bull. de thérap.*, 15 février, t. LX, p. 97.)

1862. Galan. Considérations physiologiques sur l'action de la digitale. Thèses de Paris, n° 172.

1862. Coblentz. De l'emploi de la digitale comme agent antipyrétique. Thèse de doctorat, n° 623 ; Strasbourg.

1862. C. A. Wunderlich. Sur l'emploi de la digitale dans le traitement de la fièvre typhoïde. (*Arch. der Heilkünde*, 2e liv.)

1862. Hirtz. Étude clinique sur la digitale. (*Bull. gén. de thérap.*, t. LXII.)

1863. Robertson. Emploi de la digitale contre l'aliénation mentale. (*Britisch. med. jour.*; *Gaz. méd. de Lyon*, nov. 1863.)

1364. Faure. Considérations sur les propriétés toxiques de la digitale. (*Arch. gén. de méd.*, t. II, p. 413.)

1864. L. Grandeau. Note sur l'application de la dialyse à la recherche des alcaloïdes ; nouveau caractère de la digitaline. (Présenté à l'Académie des sciences, dans la séance du 6 juin, par M. Cl. Bernard.) — *Gazette hebd.*, 2e série, t. I.

1864. E. Hardy. Des effets toxiques de la digitaline. (*Arch. gén. de méd.*, 6e série, t. III, p. 749.)

1864. Jules Lefort. Études chimiques et toxicologiques sur la digitaline. Académie de médecine, séance du 14 juin 1864.

1865. Ferber. De l'emploi de la digitale contre la couperose. (*Arch. der Heilkünde*, t. VI, 1re partie, p. 83.)

1865. Revillod. Bons effets de la digitale à haute dose dans le delirium tremens. (*Bull. thér.*, t. LXVIII, p. 71; 30 mars.)

1865. Barrett. Grosses doses de digitale dans le delirium tremens. (*American journal*, p. 280 ; juillet.)

1865. Eaton. Digitale contre le delirium tremens. (*Medical Times and Gazette*, liv. IX, p. 639 ; décembre.)

1865. Thore. Observation de fièvre typhoïde avec delirium tremens traitée par la digitale. (*Annales médico-psycologiques*, janvier.)

1865. Aug. Voisin. Emploi de la digitale dans le delirium tremens. (*Bull. thér.*, t. LXVIII, p. 521 ; 15 juin.)

1865. FERRAND. De la digitale. (*Bulletin de thérapeutique*, t. LXIX.)

1865. THOMAS. Sur l'action de la digitale. (*Arch. der heilkünde*, t. VI, 4e partie, p. 329 ; —et t. VI, 5e partie, p. 408).

1865. HILTON FAGGE et STEVENSON. Observations relatives à l'action de la digitale sur les grenouilles. — Travail lu devant la Société royale. (*Med. Times and Gazette*, 29 juillet).

1865. MURRAY. Sur l'emploi de la digitale. (*Medical Times and Gazette*, mars et avril.)

1865. JOUSSET. Des injections sous-cutanées. Thèses de Paris ; nº 9.

1865. LASÈGUE. Heureuse influence de la digitale dans les métrorrhagies. (*Bulletin thérapeutique*, t. LXVIII, p. 225 ; 15 mars.

1865. LŒDERICH. Digitale dans la fièvre typhoïde. Thèse de Strasbourg.

1865. MOWRY. De l'action de la digitale sur le cerveau. (*American Journal*, p. 371. Avril.

1865. ROUDANOWSKI. Action des poisons sur les nerfs.

1866. WILLIAMS (de Northampton). Emploi de la digitale dans les maladies mentales. (*British med. Jour*. Mars 1866.)

1866. GALLARD. Traitement de la pneumonie par la digitale à haute dose. (*Bulletin thérapeutique*, t. LXX, p. 241. 30 mars.)

1866. JOHNSON. Sur les symptômes pathologiques et traitement du delirium tremens. (*Lancet*, vol. Ier, 1er fascicule, p. 16 et 17.)

1866. JONS et MACNAUGTON. Sur la digitale et son emploi thérapeutique. (*Dublin Journal*, t. XLII (83), p. 194. Août.

1866. Dr THOMAS B. MORIARTY. Bons effets de la digitale contre la fièvre et les sueurs des phthisiques. (*Medical Times and Gazette*, nº du 22 décembre 1866, p. 663.)

1867. TARDIEU. Étude médico-légale et clinique sur l'empoisonnement, p. 633.

A. PARENT, imprimeur de la Faculté de Médecine, rue Mr-le-Prince, 31.

www.ingramcontent.com/pod-product-compliance
Ingram Content Group UK Ltd.
Pitfield, Milton Keynes, MK11 3LW, UK
UKHW021201220726
13924UKWH00003B/1259